DIE MASSAGE DER OBEREN LUFTWEGE

VON

SAN.-RAT DR. A. MÜLLER
IN M.-GLADBACH

MIT 21 ABBILDUNGEN
NACH ZEICHNUNGEN DES VERFASSERS

BERLIN UND KÖLN
A. MARCUS & E. WEBER'S VERLAG
1932

Archiv-Nr. 663 1 32

DRUCK VON METZGER & WITTIG IN LEIPZIG

Vorwort.

Die vorliegende Technik ist eine notwendige Ergänzung der Massagetechnik, die ich im zweiten Bande meines „Lehrbuches der Massage", 2. Auflage, Berlin 1926, dargestellt habe. Die Technik als solche war in Prinzip und Ausführung bei der Herausgabe der ersten Auflage meines Lehrbuches fertig. Daß sie erst jetzt veröffentlicht wird, hat darin seine Ursache, daß es mir erst in letzter Zeit gelungen ist, die Schwierigkeiten der zeichnerischen Darstellung zu überwinden, ohne die die Technik nicht verständlich zu machen war.

Meine Absicht bei der Ausarbeitung der Technik war, an die Stelle der bisherigen rein erfahrungsmäßigen wie sie z. B. Laker in Bums „Handbuch der Massage und Heilgymnastik" beschreibt, eine streng wissenschaftliche Technik zu setzen. Diese erst ermöglicht eine vollständige Tastuntersuchung aller hier in Betracht kommenden Gebilde und damit im einzelnen Falle die Auffindung sämtlicher krankhafter Veränderungen, auch derjenigen, die keine unmittelbaren Beschwerden verursachen. Außerdem sichert sie der Massage, weil sie die physiologischen Zusammenhänge vollständig ausnutzt, die sicherste und nachhaltigste Wirkung.

Die aus den physiologischen Zusammenhängen sich ergebenden Anwendungsmöglichkeiten der Massage habe ich möglichst eingehend erörtert und auch solche Möglichkeiten hervorgehoben, die in der fachärztlichen Praxis bisher nicht ausgenutzt werden.

Leider ist es mir infolge der Eigenart meines Krankenmaterials nicht möglich, die Methode an allen in Betracht kommenden Krankheitsformen zu erproben. Ich muß deswegen auf die Darstellungen von fachärztlicher Seite verweisen und muß es den engeren Fachärzten überlassen, meine Methode an ihrem Krankenmaterial anzuwenden; ich will indessen nicht unterlassen hervorzuheben, daß die Selbstbeobachtungen, die zur Ausarbeitung der Methode geführt haben, durch die in ihnen selbst gegebene Prüfungsmöglichkeit auch in klinischer Hinsicht einen Wert besitzen, der die Beobachtungen an anderen Kranken weit übersteigt.

Die instrumentellen auf dem einschlägigen Gebiete gebräuchlichen Massageverfahren habe ich mangels eigener Erfahrung außer Betracht gelassen.

M.-Gladbach, den 1. Oktober 1931.

Der Verfasser.

Inhalt.

Abkürzungen:

A. = Arbeitshand (s. Lehrbuch I, S. 303).
Art. = Articulatio (Gelenk).
B. = Bursa (Schleimbeutel).
B 1 usw. = Bezeichnung der einzelnen Griffe der Massagetechnik des Bewegungsapparates.
L 1 usw. = Bezeichnung der einzelnen Griffe der Massagetechnik der oberen Luftwege.
Lehrb. = A. Müller. Lehrbuch der Massage. 2. Aufl. 1926. 2 Bände.
Lig. = Ligamentum (Band).
M. = Musculus (Muskel).
N. = Nervus (Nerv).
T = Haltehand (s. Lehrbuch I, S. 303).

I. Grundlagen.

1. Die Entstehung der Technik.

Meine Technik der Massage der oberen Luftwege ist entstanden durch Studien am eigenen Körper. Ende der 20er Jahre meines Lebens erkrankte ich an einem lästigen dauernden Katarrh der Nase und des Nasenrachenraumes. Derselbe äußerte sich in mehr oder weniger vollständiger Verlegung der Nasenatmung, Borkenbildung in der Nase, Druckgefühl und Schleimbildung im Nasenrachenraum. Die Untersuchung ergab Schwellung der unteren Nasenmuscheln. Die übliche fachärztliche Behandlung war wirkungslos. Lahmann empfahl damals nach dem Vorgang von Braun-Triest Massage der unteren Nasenmuscheln mit der Sonde. Ich versuchte dieselbe in der von Laker[1]) angegebenen Weise von der vorderen Nasenöffnung aus. Die Nasenmuscheln waren zwar auf diese Weise gut erreichbar, erwiesen sich aber als vollständig reiz- und schmerzlos, ich hatte das unmittelbare Gefühl, daß hier der Sitz des Leidens nicht sein konnte, sondern weiter rückwärts sein müsse. Ich kam deshalb auf den Gedanken, zu versuchen, den Krankheitsherd vom Nasenrachenraum aus zu erreichen. Ich bog das Ende einer Uterussonde ungefähr rechtwinklig ab und führte dasselbe vom Munde aus hinter das Gaumensegel, strich mit dem Sondenknopf über die Rückseite desselben und über die Ränder der Choanen. Der Eingriff verursachte heftigen Schmerz und rief eine starke Reaktion hervor, nach deren Abklingen ein Gefühl außerordentlicher Befreiung folgte. Ich hatte sofort die Empfindung, daß ich den Sitz des Leidens erfaßt hatte. Ich habe nun durch Jahre hindurch dieses Verfahren fortgesetzt. Die zuerst ganz allgemeine und gleichmäßige Empfindlichkeit der gesamten Schleimhäute sonderte sich allmählich in stärker und weniger empfindliche Bezirke. Ich lernte es allmählich, anstatt der Sonde den Finger zu gebrauchen, bei mir selbst für Mund und Rachen den Zeigefinger, für den Nasenrachenraum den im Endgelenk rechtwinklig gebeugten Daumen. Erst hierdurch wurde es möglich, festzustellen, an welche Gebilde der Druckschmerz gebunden war, und es ergab sich, daß dies vor allem die gesamte Muskulatur der Mund- und Rachenhöhle war. Die nicht muskulären Gebilde, also die Gaumenmandeln und die Ohrtrompete erwiesen sich als empfindungslos. Von den Muskeln des

[1]) Laker in Bums Handbuch der Massage und Heilgymnastik, 3. Aufl. Berlin—Wien 1902.

Rachens und Nasenrachenraumes waren am stärksten druckschmerzhaft die Mm. tensor und levator veli palatini. Die Muskeln waren außerdem mehr oder weniger stark zusammengezogen, also hypertonisch, hierbei überwogen besonders die Mm. levatores stark; infolgedessen war das Gaumensegel stark gehoben und die beiden Levatoren bildeten einen Halbring, der die hintere Öffnung der Nasenhöhle sehr stark von unten her verengte. Infolge dieser Verengung war es anfangs sehr schwierig, über das Gaumensegel mit der Fingerspitze hinüber zu kommen. Durch die Massage indessen gab der Hypertonus der Levatoren und Tensoren allmählich nach, das Gaumensegel erschlaffte und es war nun möglich, die hinteren Nasenöffnungen bis zur Schädelbasis abzutasten. Hierbei ergab sich, daß der Höhepunkt des Druckschmerzes die hinteren Enden der unteren Nasenmuscheln, und daß diese geschwollen waren, bald mehr, bald weniger; Berührung derselben verursachte nicht nur heftigen Schmerz, sondern auch heftiges Niesen und Husten. Massage der Nasenmuscheln verringerte die Schwellung. Mit der Erschlaffung des Gaumensegels wurde die Nasenatmung beinahe, mit der Abschwellung der hinteren Enden der Nasenmuscheln vollständig frei. Damit war bewiesen, daß die Ursache des Hindernisses der Nasenatmung der Hypertonus der Gaumensegelmuskeln und die Schwellung der Nasenmuscheln war. Die Massage dieser Gebilde hatte aber noch zwei weitere sehr bemerkenswerte Wirkungen, erstens eine starke Abschwellung der äußeren Nase, der Hypertonus der Muskeln des Gaumensegels hatte also Stauung in den nach vorne gelegenen Gebilden der Nase bewirkt, zweitens ein außerordentlich angenehmes Gefühl allgemeiner Nervenberuhigung; es war mir als wenn die ganze Muskulatur erschlaffe und alle Lebensschwere von mir abfiele, und ich schlafe niemals so ruhig und tief wie nach einer Nasenmassage, der Reizzustand des Nasenrachenraumes wirkt also — offenbar durch die Schädelbasis hindurch — stark erregend auf das Gehirn.

Diese wohltätigen Wirkungen der Massage treten nun, wie ich schon sagte, vollständig erst ein, wenn die unmittelbare Reizwirkung des Eingriffs abgeklungen ist. Diese Reizwirkung dauerte anfangs ein bis zwei Tage, sie bestand in einem Gefühl von Wundsein im Nasenrachenraum und Druck im Kopfe, mein Gesicht war heiß und rot, ich hatte manchmal geradezu das Gefühl, als wolle mein Kopf platzen, — alles offenbar Folge der starken Blutüberfüllung nach dem Reize des Eingriffs. Die Reizwirkung war beim Gebrauch der Sonde wesentlich geringer als bei der Massage mit dem Finger; der Grund ist offenbar der, daß die Fingermassage viel genauer lokalisiert werden kann und deshalb viel stärker wirkt. Nach der Fingermassage war anfangs die Reizwirkung so stark, daß jede geistige Arbeit, ja sogar der Zimmeraufenthalt und das Sitzen unmöglich war; ich mußte mich einige Zeit in der frischen Luft bewegen, bis die Blutüberfüllung etwas abgeklungen war, noch nachmittags war ich nicht imstande, mich hinzulegen. Diese starke Reizwirkung nötigte mich, die Massage nur morgens vorzunehmen, damit bis zum Abend die Blutüberfüllung sich genügend verringert hatte. Einmal habe ich die Massage nachmittags gemacht, worauf die Hitze im Kopf abends noch so stark war, daß ich die ganze Nacht nicht schlafen konnte. Im Laufe der Zeit wurde mit Besserung des Zustandes des Nasenrachenraumes die Reizwirkung immer geringer und jetzt nach etwa 30 Jahren mehr oder weniger regelmäßiger Ausübung belästigt sie mich nicht wesentlich mehr, wenn sie auch noch bis zum vollständigen Abklingen etwa 24 Stunden dauert. Bei anderen habe ich niemals eine so starke Reizwirkung beobachtet wie bei mir selbst. Ich litt also an einem besonders schweren Nasenrachenkatarrh, allerdings dauert bei mir der Eingriff auch immer wesentlich länger als wenn ich ihn bei anderen vornehme, weil ich die unmittelbare Wirkung desselben empfinde und ihn deshalb besonders eingehend vornehme.

Infolge der Reizwirkung nehme ich die Massage nicht öfter als ein- bis zweimal wöchentlich vor. Jetzt sind die Rückfälle des Hypertonus des M. levator veli palatini viel seltener als früher, gewöhnlich treten sie als Nachwirkung eines Schnupfens auf oder ganz allmählich bei länger dauerndem trockenem Wetter; die Wirkung der Massage ist auch viel nachhaltiger als früher. Infolgedessen vergehen häufig Monate, ohne daß ich die Massage anzuwenden brauche und bei einem Rückfall genügt gewöhnlich eine Massage zur Beseitigung des Anfalls.

Für gewöhnlich bin ich jetzt frei von Beschwerden. Schnupfen, an dem ich früher etwa alle 6 bis 8 Wochen litt, bekomme ich jetzt nur etwa zweimal im Jahre; er dauert dann nur einige Tage, während er früher ebenso viele Wochen dauerte. In der schnupfenfreien Zeit bekam ich früher fast regelmäßig morgens ein- bis zweistündige Niesanfälle mit starkem, wäßrigem Ausfluß aus der Nase, durch die sich die nächtliche Nasenverstopfung löste, also „nervösen Schnupfen“; dieselben sind seit Jahren fortgeblieben. Allerdings sondert meine Nase immer noch etwas Schleim ab, auch verstopft sie sich nachts noch leicht, jedoch immer nur teilweise, so daß die Nasenatmung niemals aufgehoben ist; tagsüber ist sie völlig frei, auch wenn ich Schnupfen habe, erst nach Aufhören der starken Schleimabsonderung beim Abklingen des Schnupfens stellt sich die Behinderung leicht wieder ein, die mich zur Massage nötigt.

2. Die Muskulatur der oberen Luftwege.

Aus meiner Selbstbeobachtung geht hervor, daß bei mir der Ausgangspunkt der Erkrankung die Muskulatur ist. Diese Tatsache fand ich in anderen gleichartigen Fällen, die ich daraufhin untersuchte, bestätigt. Der Angriffspunkt der Massage muß also bei diesen Zuständen die Muskulatur sein.

Wir müssen uns deshalb, wenn wir hier mit Aussicht auf Erfolg massieren wollen, klar werden über die Anordnung der Muskulatur. Die Höhlen des Halses und Kopfes sind eine Fortsetzung der Leibeshöhle. Demgemäß besteht ihre Muskulatur, ebenso wie die der Leibeshöhle[1]) aus einem Längs- und einem Ringmuskelsystem. Das Ringmuskelsystem liegt größtenteils unmittelbar in und unter der

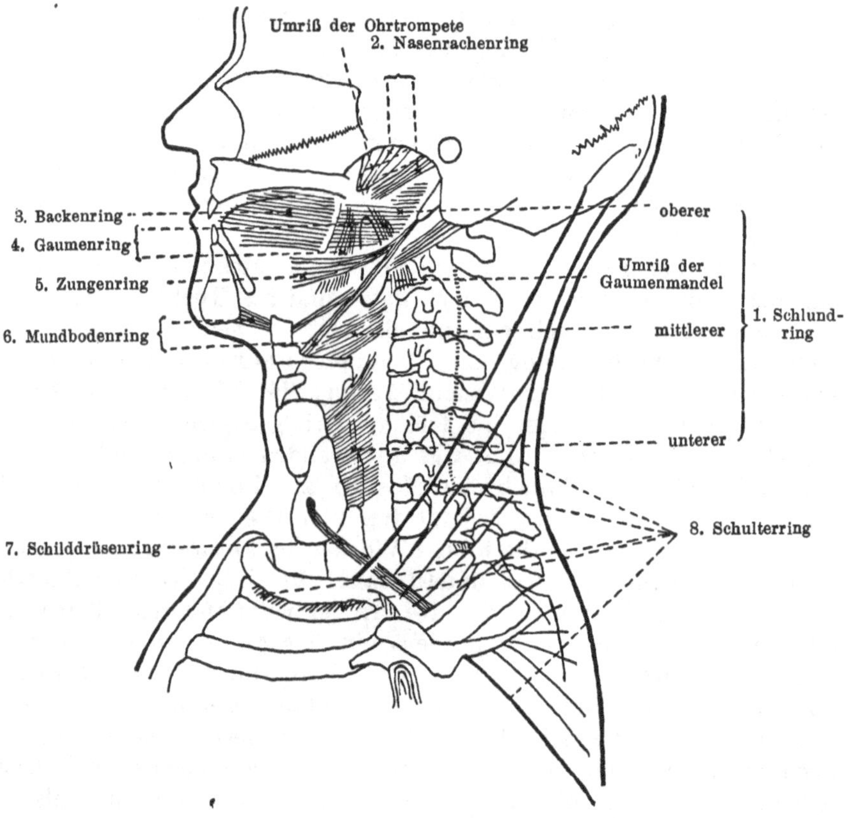

Fig. 1. Das Ringwerk der oberen Luftwege.

Schleimhaut, während das Längsmuskelsystem größtenteils von mehr äußerlich gelegenen Muskeln gebildet wird.

An dem Ringmuskelsystem (Fig. 1) kann man unterscheiden:

1. die Ringmuskulatur des Schlundrohrs, bestehend aus dem oberen, mittleren und unteren Schlundring, den Mm. constrictores pharyngis superior (Mm. pterygo-, bucco-, mylo- und glossopharyngeus), medius (Mm. chondro- und ceratopharyngeus) und inferior (Mm. thyreo- und cricopharyngeus);

---

[1]) Siehe mein Referat in „Verhandlungen der Deutschen Gesellschaft für innere Medizin". 52. Kongreß. Wiesbaden 1930. S. 283ff.

2. der Nasenrachenring, bestehend aus den Mm. levatores und tensores veli palatini; die Levatoren ziehen das Gaumensegel in die Höhe und verengern dadurch den hinteren Naseneingang, zugleich umfassen und heben sie die Ohrtrompeten und verschließen deren Mündungen im Nasenrachenraum; während sie ihre übrige Lichtung erweitern (Spalteholz); die Tensoren stellen das Gaumensegel fest und öffnen die Ohrtrompeten;
3. der Backenring, bestehend aus den Mm. buccopharyngei, die sich durch die Raphe pterygomandibularis in die Mm. buccinatores fortsetzen;

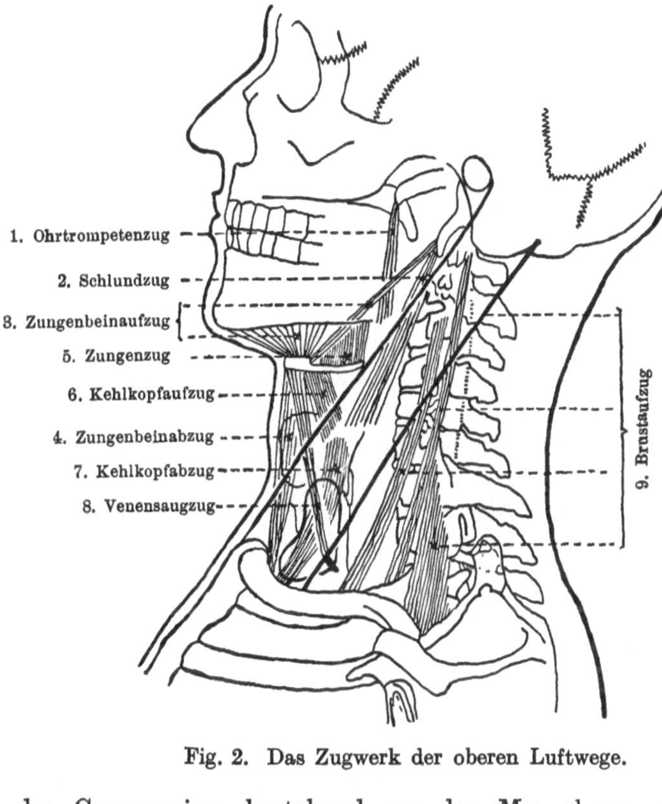

Fig. 2. Das Zugwerk der oberen Luftwege.

4. der Gaumenring, bestehend aus den Mm. glosso- und pharyngopalatini; dieselben ziehen das Gaumensegel abwärts, sind also Antagonisten der Levatoren des Gaumensegels und damit des Nasenrachenrings, die Gaumenmandeln sind jederseits zwischen die beiden Schenkel des Ringes, die Mm. glosso- und pharyngopalatinus gelagert, so daß sie bei deren Zusammenzug ausgequetscht werden, wobei die Mm. buccopharyngei nach außen das Widerlager bilden;
5. der Zungenring, bestehend aus den beiden Mm. styloglossi;
6. der Mundbodenring, bestehend aus den Mm. digastrici und stylohyoidei, dieselben wirken zugleich als Zug auf den Kehlkopf,

5 und 6 wirken bei ihrem Zusammenzug zugleich von der Seite pressend auf die Mm. buccopharyngei und die Gaumenmandeln; der Druck wird noch verstärkt durch die nach außen aufgelagerten Mm. pterygoidei interni mit dem harten Widerlager der Unterkieferäste;

7. der Schilddrüsenring, bestehend aus den ventres posteriores der Mm. omohyoidei;

8. der Schulterring, bestehend aus den Mm. trapezii, subclavii und den Ligg. costoclavicularia mit den Schulterblättern, den Schlüsselbeinen und dem Brustbein.

An dem Längsmuskelsystem (Fig. 2) kann man unterscheiden:

1. den Ohrtrompetenzug, die Mm. salpingopharyngei;
2. den Schlundzug, bestehend aus den Mm. stylopharyngei;
3. den Zungenbeinaufzug, bestehend aus den Mm. stylohyoidei und mylohyoidei; in gleichem Sinne wirken die Mm. digastrici;
4. den Zungenbeinabzug, bestehend aus den Mm. sternohyoidei;
5. den Zungenzug, bestehend aus den Mm. hyoglossi;
6. den Kehlkopfaufzug, die Mm. thyreohyoidei;
7. den Kehlkopfabzug, die Mm. sternothyreoidei; dieselben wirken zugleich pressend auf die zwischen ihnen und dem Kehlkopf liegende Schilddrüse; da der Kehlkopf normalerweise bei jedem Atemzug auf und absteigt, nimmt der Druck auf die Schilddrüse rhythmisch zu und ab, und zwar wird der Druck bei der Ausatmung, bei der der Kehlkopf hochsteigt, stärker, bei der Einatmung, bei der er absteigt, schwächer;
8. den Venensaugzug, die ventres anteriores der Mm. omohyoidei, dieselben sind mit ihrer Zwischensehne in die Halsfaszie eingelassen, mit welcher die Vena subclavia verwachsen ist; sie erweitern die Vene also bei jedem Atemzug[1]);
9. den Brustaufzug, bestehend aus den Mm. scaleni anteriores, medii und posteriores und den Mm. sternocleidomastoidei; die letzteren verstärken außerdem wesentlich den Druck der Mm. sternothyreodei auf die Schilddrüse.

Eine wirksame Massage der oberen Luftwege muß also eine systematische Massage dieses Muskelsystems sein. Nach diesem Grundsatz ist die nachfolgende Technik aufgebaut. Sie muß, wenn es nötig ist, durch die Massage der äußeren Halsmuskeln ergänzt werden, wegen deren ich auf mein Lehrbuch verweise.

---

[1]) Merkel, Handbuch d. topogr. Anatomie. Braunschweig 1899. Bd. II. S. 26f. u. 146.

3. Der Einfluß der Halsmuskulatur auf den Blut- und Säftestrom und die Wirkungsweise der Massage.

Die Massage des Rachens und Nasenrachenraums wirkt bei mir nicht immer gleich. Die oben (S. 8) geschilderte Abschwellung und Nervenberuhigung ist manchmal nur ganz kurz und der vorige Zustand stellt sich bald wieder her, noch gesteigert durch die Reizwirkung des Eingriffs, ja die Erleichterung kann ganz ausbleiben. Meine Beobachtung ergab, daß dies dann der Fall war, wenn weiter zentralwärts Zirkulationshemmungen vorhanden waren. Diese werden sehr häufig gebildet durch hypertonische Zustände in der Halsmuskulatur.

Das Herz[1]) ist der Motor nur für den Blutlauf in den Arterien. Der Blut- und Säftestrom in den Venen und Lymphgefäßen wird erzeugt durch die Atembewegungen des Brustkorbs, also durch die Muskulatur des Rumpfes. Von diesem Gesichtspunkt aus betrachtet ist also der Rumpf das Zentrum der Zirkulation, die Arme, die Beine und der Hals mit dem Kopf sind Gliedmaßen und deshalb Sackgassen für Blut und Lymphe. Der Rücklauf des Blutes und der Lymphe aus diesen Sackgassen bedarf außer den Atembewegungen noch besonderer Beförderungsmittel, diese werden gebildet, wie Braune nachgewiesen hat, durch eine derartige Verflechtung der Venen- und Lymphstämme in die Muskulatur, daß die Muskelbewegung als Saug- und Druckpumpe auf das venöse und lymphatische Röhrensystem wirkt. Der Zweck dieser Vorrichtung wird vollständig nur bei ausgiebiger Muskelbewegung erreicht. Der Hypertonus verkürzt den Muskel, schränkt seine Bewegung ein und stellt, wie die Palpation ergibt, nicht selten einzelne Muskeln vollständig still. Die Folge ist Stauung des Venen- und Lymphstroms in dem zugehörigen engeren Bezirk.

Diese Folge des muskulären Hypertonus wird stellenweise noch durch besondere anatomische Verhältnisse gesteigert. Derartige Verhältnisse liegen am Halse vor an der Kehle, in der Mitte der Halswirbelsäule und an der Schädelbasis. An der Kehle bestimmen die wechselnde Weite der oberen Brustkorböffnung und die wechselnde Größe der Schilddrüse, die sich sehr häufig nicht oberhalb, sondern in dem Brustkorbeingang befindet, den für die Venen und Lymphstämme zur Verfügung stehenden Raum.[2]) An der Mitte der Halswirbelsäule werden bei der sehr häufigen (nicht regelmäßigen) Lordose, die in ihrem Grade stark wechselt, die Venen und Lymphstämme zwischen den Querfortsätzen der mittleren Halswirbel und dem M. sternocleidomastoideus zusammengedrückt.[3]) Dasselbe ist der Fall an der Schädelbasis bei der ebenfalls nicht seltenen Lordose zwischen Atlas und

[1]) Näheres siehe mein Lehrbuch I. S. 81ff.

[2]) Siehe Braune, Topographisch-Anatomischer Atlas. Leipzig 1875. Tab. VII.

[3]) Braune, Tab. V. Fig. II. Spalteholz, Handatlas d. Anatomie d. Menschen. II. Leipzig 1898. S. 261.

Epistropheus, bei der die Vena jugularis interna zwischen den Querfortsätzen des Atlas, dem Unterkieferast, der Ohrspeicheldrüse und dem M. pterygoideus externus gequetscht wird.[1])

Hierdurch entstehen Engpässe für die Venen- und Lymphzirkulation; diese sind hintereinander geschaltet, so daß die herzwärts gelegenen Engpässe auch die Stromgebiete der endwärts gelegenen Engpässe beherrschen. Leider fehlen bisher wissenschaftliche Untersuchungen über die Stromgebiete der größeren Venen- und Lymphstämme. Infolgedessen ist man für die Feststellung derselben ausschließlich auf anatomische Überlegungen und klinische Beobachtung angewiesen. Meine Beobachtungen bei der Massagebehandlung haben ergeben, daß der Engpaß an der oberen Brustkorböffnung den Rücklauf des Blutes und der Lymphe im Halse und Kopfe, ganz besonders im Kehlkopf, dem Rachen, Nasenrachenraum, dem Gesicht mit der Nase beherrscht, der Engpaß an der Mitte des Halses den Kopf etwa vom Jochbogen aufwärts, der Engpaß an der Schädelbasis die Schädelhöhle. Besonders wichtig für die Zirkulation in Nase und Nasenrachenraum hat sich mir erwiesen die Weite der Kehle, die in hohem Maße von der Größe der Schilddrüse bestimmt wird, wenn diese im Brustkorbeingang eingekeilt ist. Bei mir ist das der Fall und es gelingt mir häufig, meine Nasenatmung, wenn dieselbe behindert ist, allein durch Massage der Schilddrüse in wenigen Minuten frei zu bekommen. Gelingt es mir also nicht durch die Massage der Rachenhöhle und des Nasenrachenraumes meine Beschwerden zu beheben, so ergänze ich diese durch die Massage der Schultern und des Halses nach meiner Methode, die regelrecht nur von fremder Hand vorgenommen werden kann. Wie wirksam schon diese äußere Massage für die Zirkulation im Kopfe ist, geht daraus hervor, daß häufig bei einer Massagebehandlung der Schultern und des Halses aus anderer Indikation mir als Nebenwirkung von dem Behandelten die Heilung Jahre alter, bisher vergebens örtlich behandelter Katarrhe des Rachens und der Nase berichtet wird.

Der regelrechte Ablauf des eben beschriebenen Zusammenspiels zwischen der Muskulatur und dem Venen- und Lymphsystem ist die Vorbedingung für die volle Wirkung jeder Massage. In dem Maße wie dieses Zusammenspiel und damit der Venen- und Lymphabfluß gestört ist, wird die Wirkung der örtlichen Massage ungenügend oder bleibt ganz aus; bei starker Störung desselben kann die örtliche Massage sogar als Reiz wirken und die Beschwerden steigern. Hypertonische Zustände in der äußeren Muskulatur des Halses und der Schultern sind nun ganz außerordentlich häufig, besonders unter den Geistesarbeitern, aber auch schon bei Kindern — ist doch jede Rachitis mit einem sehr starken Hypertonus der ganzen Körpermuskulatur ver-

[1]) Braune, Tab. V. Fig. I.

bunden, der am stärksten gerade am Vorderhals und besonders an der Kehle ist.[1]) Infolgedessen gibt es nach meiner Beobachtung kaum einen Menschen, der vollständig frei von Hartspann am Halse ist. Ebenso häufig also sind mehr oder weniger starke Stauungszustände im Kopfe; sie sind ja allgemein bekannt als „Kopfkongestion" und „Blutandrang zum Kopfe", nur ist der Irrtum weit verbreitet, es handle sich hier um arterielle Hyperämie, während es sich in Wirklichkeit um venöse Stauung handelt. Jede venöse Stauung aber vermindert die physiologischen Abwehrkräfte des Organismus, besonders die bakterizide Kraft des Blutserums, öffnet also allen Infektionen Tür und Tor und hemmt deren Heilung. Venöse Stauung und in diesem Falle deren Ursache, der Hartspann des Halses und der Schultern, disponiert also zu Erkrankungen der oberen Luftwege. Er ist also wenigstens zu einem wesentlichen Teile die Grundlage der „katarrhalischen Disposition".

Für die Lehre von der Massage und ihre Ausführung folgt hieraus, daß die Massage am Orte der Beschwerden nicht allein über ihren Erfolg entscheidet. Grundsätzlich muß vielmehr zu jeder Massage am Kopfe die Massage der Schultern und des Halses hinzukommen, unter besonderer Berücksichtigung der Engpässe der Zirkulation. Der auffallende Widerspruch zwischen den einzelnen Berichten über die Erfolge der Massage bei den Hals-, Nasen- und Ohrenkrankheiten hat nicht zuletzt seine Ursache in dem wechselnden Zustand der Zirkulation bei dem gleichen örtlichen Befund und in der mehr oder weniger sorgfältigen Berücksichtigung der obigen Zusammenhänge bei der Ausführung der Massage.

Die örtliche Wirkung der Massage besteht in der in meiner Selbstbeobachtung beschriebenen Reizwirkung und ihrem Abklang: am hypertonischen Muskel bewirkt der Massagedruck nach 12 bis 24 Stunden Schwellung und Blutüberfüllung, die nach 2 bis 3 Tagen zurückgeht und eine Verringerung des Hypertonus, des Druckschmerzes und der Beschwerden sowie eine Besserung der Muskelarbeit zur Folge hat. An den nicht muskulären Gebilden des Bewegungsapparates, den Gelenken, dem Periost, den Nasenmuscheln, bewirkt sie eine vorübergehende Steigerung des Druckschmerzes, der eine Verringerung desselben folgt. Die örtliche Wirkung der Massage setzt sich also nach Ablauf der Reizwirkung zusammen aus Entspannung, Abschwellung, Abstumpfung für krankhafte und Belebung für normale Reize. Diese eigenartige Wirkung kennzeichnet die Massage als ein spezifisches, physikalisches Reizverfahren für die Hartspannerkrankungen.

Aus dieser spezifischen Wirkung am Sitz der Erkrankung und der Beförderung des Venen- und Lymphabflusses in dem erkrankten Körperteil setzt sich alle Massagewirkung zusammen. Beide Wirkungen bedingen einander und sind deshalb gleich wichtig. Die Ausführung der Massage muß also immer auf die Erzielung beider Wirkungen bedacht sein.

[1]) A. Müller, Die rachitische Muskelerkrankung usw. Münch. med. Woch. 1921. S. 1409.

4. Das Anwendungsgebiet der Massage der Luftwege.

Die Massage ist angebracht bei allen Verletzungen, bei den Quetschungen sofort, bei den Knorpel- und Knochenbrüchen nach erfolgter Einrichtung, bei den blutigen Verletzungen nach Heilung der Wunden. Zweck der Massage ist die Beseitigung von Schwellungen und Blutunterlaufungen, sie bringt Hämatome in wenigen Tagen zur Aufsaugung und macht Eröffnung derselben unnötig, sie verhütet dadurch Verunstaltungen, was besonders an Nase und Ohr sehr wichtig ist. Sie verhütet ferner Bewegungsstörungen und Versteifungen, was von Bedeutung bei den Kehlkopfverletzungen ist.

Der Hauptgegenstand der Massage sind die Erkrankungen des Bewegungsapparates, besonders der Muskulatur und ihre Folgezustände. Das Kennzeichen der Muskelerkrankungen, die hier hauptsächlich in Betracht kommen, ist, wie aus meiner Selbstbeobachtung hervorgeht, krankhafte Spannung, also der Hypertonus. Hypertonus, d. h. auf einzelne Muskeln beschränkte, durch örtliche Einwirkung beeinflußbare und mit Druckschmerz und häufig auch spontanem Schmerz verbundene Steigerung der Muskelspannung, meist im Verein mit Schwellung und Verhärtung in wechselndem Grade und Verhältnis, ist das Kennzeichen der rheumatischen Muskelerkrankung, wie sie uns z. B. bei der Lumbago entgegentritt, oder allgemein gesprochen des Hartspanns, denn der Begriff des Rheumas umfaßt nicht alle einschlägigen Krankheitszustände. Die Erkrankung der Muskeln des Rachens und Nasenrachenraums, die die chronischen Katarrhe begleitet, ist also eine Hartspannerkrankung. Daraus erklärt sich die Häufigkeit, mit der diese Katarrhe anderweitige Erscheinungsformen des Hartspanns, z. B. den allgemeinen Muskelrheumatismus und den chronischen Kopfschmerz begleiten. Ich kann an dieser Stelle nicht weiter auf den Befund und das Wesen des Hartspanns eingehen, sondern muß deswegen auf die ausführliche Darstellung in meinem Lehrbuche verweisen.

Der Hartspann macht den Muskel weniger leistungsfähig, übererregbar und schneller ermüdbar, er kann lange Zeit „latent“ vorhanden sein, ohne starke Beschwerden zu machen und kommt dann dem Rheumatiker nicht zum Bewußtsein, bei plötzlicher Steigerung verursacht er Schmerzen, bei mäßigem Grade die unangenehme Empfindung des Drucks, der Spannung, der Ermüdung, des Kitzels u. dgl., kurz alle die Sensationen, die man als „nervös“ bezeichnet. Meiner Erfahrung nach sind alle Schmerzen, für die nicht eine organische Ursache gefunden werden kann, durch hypertonische Zustände der Muskulatur verursacht. Ergibt also eine sorgfältige Untersuchung der oberen Luftwege keine sichere organische Ursache für die Entstehung eines hier geklagten Schmerzes, so handelt es sich um einen Hartspann. So sind die Schluckschmerzen, die nach der jetzt so häufigen Mandelausschälung zurückbleiben, Muskelschmerzen und haben gewöhnlich in den Gaumenbögen ihren Sitz. Auch in der Zungenmuskulatur kommen nicht selten Schmerzen vor, die als Glossodynie bezeichnet werden, sie sind gleichfalls Hartspannschmerzen. Auf Schmerzzustände in der äußeren Umgebung des Kehlkopfes, die er mit Massage erfolgreich behandelt hat, hat Boenninghaus[1]) hingewiesen; er führt sie auf Reizzustände in den Kehlkopfnerven zurück; es steht aber nach meiner Erfahrung außer Zweifel, daß es sich auch hier um muskuläre Zustände handelt. Auch am Ohr kommen Schmerzzustände vor, auf die Halle[2]) aufmerksam macht, die nicht durch ein Ohrenleiden, sondern durch Hartspann verursacht sind und die er durch Massage beseitigt hat — es sind das wohl dieselben Schmerzzustände, die sonst als Otalgia nervosa bezeichnet werden —; dieselben können nach meiner Erfahrung ihren Sitz haben in dem Ansatz des M. sternocleidomastoideus, in den Muskeln der Ohrmuschel, besonders dem M. auricularis posterior, und dem Kiefergelenk, in welchem schleichende Entzündungen viel häufiger sind, als im allgemeinen angenommen wird. Diese schleichenden Entzündungen des Kiefergelenks lösen auch nicht selten Schmerzanfälle aus, ganz gleich den typischen Anfällen der Trigeminusneuralgie. Es ist also dringend anzuraten, in jedem Falle von Trigeminusneuralgie das Kiefergelenk sorgfältig zu untersuchen. Auch für die rheumatischen und gichtischen Entzündungen der Gelenke des Kehlkopfes ist die Massage zweifellos, ebenso wie für die gleichen Erkrankungen des übrigen Körpers das wirksamste Verfahren. Nur nebenbei weise ich darauf hin, daß der gewöhnliche („nervöse") chronische Kopfschmerz, der so häufig die Erkrankungen der oberen Luftwege begleitet, ein muskulärer Kopfschmerz und durch einen Hartspann der äußeren Hals- und Kopfmuskulatur verursacht ist.[3]) Von den Wandelformen des Hartspannschmerzes, also den Gefühlen des Druckes, der Spannung, des Kitzels usw. kommen hier in Betracht das sog. „Globusgefühl" der Hysterischen, das nicht selten auf Hartspann besonders der äußeren Kehlkopfmuskeln, manchmal auf leichter Schilddrüsenschwellung, vielleicht auch auf krankhaften Spannungen in der Schlundmuskulatur (Brünings) beruht, ferner die nicht seltenen Kitzelgefühle im Gaumen und Nasenboden, die zu Niesanfällen und „nervösem Schnupfen", die Kitzelgefühle im Halse, die zu Reizhustenanfällen führen. Auch das Heufieber gehört hierzu. Bei demselben hat Denker sehr gute Erfolge mit Sondenmassage der Nasenschleimhaut erzielt. Auf Grund meiner Selbstbeobachtung glaube ich, daß die Erfolge noch wesentlich sicherer und vollständiger werden, wenn hierzu die Massage des Nasenrachenraumes, besonders der hinteren Enden der unteren Nasenmuscheln hinzukommt, und wenn außerdem noch das Gesicht (wegen der Augenbeschwerden) und der Hals massiert wird. Cornelius hat allein mit

---

[1]) Georg Boenninghaus, Archiv f. Laryngologie. Bd. 18. S. 197.
[2]) Halle, Monatsschr. f. Ohrenheilk. u. Laryngologie. 45. Jahrg. 1911. S. 768.
[3]) A. Müller, Der muskuläre Kopfschmerz. Leipzig 1910.

der Massage von Gesicht und Hals nach seiner Methode, der „Nervenpunktmassage", vor Beginn der Heuschnupfenperiode den Anfall verhüten können.[1])

Die Massage ist ferner angezeigt bei Störungen im Zusammenspiel der Muskulatur, also bei Krampf- und Schwächezuständen derselben. Nicht selten ist hier der Gähnkrampf, der seinen Sitz im Mundboden gewöhnlich im vorderen Bauche des M. digastricus hat. Denker empfiehlt gegen tubare Geräusche durch tonische und klonische Krämpfe der Muskeln der Ohrtrompete Dehnung des Gaumensegels mit dem Finger, also den Eingriff L 12 (S. 56f.) meiner Technik, nach Politzer ist hierbei bisweilen auch Massage der Gegend zwischen Unterkieferast und Warzenfortsatz wirksam, also die Griffe B 203 und 204 meiner Technik (Lehrb. II S. 410ff.). Nach unseren obigen Ausführungen (S. 13ff.) kann voller Erfolg nur von einer Verbindung der inneren mit der äußeren Massage des Halses erwartet werden. Wenn nötig, kann der einzelne Anfall durch dehnende Massage des krampfenden Muskels sofort abgebrochen werden. Zur Verhütung der Wiederkehr des Krampfes ist längere Fortsetzung der Massagebehandlung notwendig. Auch bei den Krämpfen der inneren Ohrmuskeln, des Schlundes und des Kehlkopfes halte ich eine Massagebehandlung nach diesen Grundsätzen für angebracht. Auch hier ist indessen ein Erfolg nicht von der Massage der krampfenden Muskeln allein, die ja teilweise unerreichbar sind, sondern der gesamten Hals- und Schultermuskulatur zu erwarten, die den Zweck hat, die Erregbarkeit des ganzen Muskelsystems herabzusetzen und die immer vorhandene Stauung im Halse und Kopfe zu beseitigen. Sehr nahe liegt hier die Anwendung der Massage zur Besserung des Stotterns. Ich habe dieselbe in einigen Fällen dieser Art angewandt, ausschließlich bei Erwachsenen. In einem lange behandelten Falle habe ich in Verbindung mit Übungen eine fast völlige Heilung erzielt, in einem anderen ebenso lange behandelten blieb jede Wirkung aus, die übrigen Fälle entzogen sich bald der Behandlung. Bei Kindern verspreche ich mir einen wesentlich sichereren Erfolg, sowohl wegen der leichteren Beeinflußbarkeit der Muskulatur im Kindesalter, als auch wegen des mit dem Eingriff verbundenen psychischen Eindrucks.

Von den hier vorkommenden Schwächezuständen kommt in Betracht das inspiratorische Ansaugen der Nasenflügel, das auf einer Schwäche des M. quadratus labii superioris beruht. Dasselbe stellt sich indessen, wie ich an mir beobachtet habe, nur dann ein, wenn die Nasenatmung nicht ganz frei ist. Zur Behebung desselben ist also nicht nur die Massage des hypertonischen Muskels, sondern auch die Befreiung der Nasenatmung notwendig.

---

[1]) Cornelius, Die mechanische Behandlung des Heuschnupfens. Fortschr. d. Med. 1931. Nr. 10.

Von großer Bedeutung sind die Schwächezustände der Stimme bei Rednern und Sängern; dieselben können mit Hustenreiz und Heiserkeit verbunden sein und treten mit und ohne chronischen Katarrh der oberen Luftwege auf. Sie beruhen auf einem Hartspann des gesamten Muskelsystems der oberen Luftwege, der durch die ständige Überanstrengung der Muskulatur beim Sprechen und Singen hervorgerufen ist. Zumeist ist hierbei beteiligt der Nasenrachenring, der Gaumenring, der mittlere Schlundring und ganz besonders die äußere Muskulatur des Kehlkopfes, also der Kehlkopfauf- und -abzug und der am Kehlkopf ansetzende untere Schlundring (M. constrictor pharyngis inferior). Die äußeren Kehlkopfmuskeln sind nach meiner Beobachtung viel häufiger der Sitz der Ermüdung der Stimme als die inneren. Mir ist wiederholt spontan während einer äußeren Massagebehandlung des Halses aus anderer Ursache von Sängern gesagt worden, daß ihre Stimme klarer, ausgiebiger und ausdauernder geworden sei. Gleicher Entstehungsart und gleicher Massagebehandlung zugänglich ist wahrscheinlich auch die Stimmschwäche der bleichsüchtigen Mädchen und Frauen, die nach meiner Beobachtung immer an einem latenten allgemeinen Hartspann leiden.

Die Autophonie führt Denker auf einen Krampf des Gaumensegels zurück; nach Beobachtungen an mir selbst scheint sie mir indessen ein den chronischen Katarrh des Nasenrachenraums begleitender Schwächezustand der Nasen- und Rachenmuskulatur zu sein, denn sie beruht auf dem Ausbleiben des Verschlusses der Mündung der Ohrtrompete im Nasenrachenraum, der vom M. levator veli palatini besorgt wird. Bleibt die Störung länger bestehen, so ist sie also durch Massage besonders dieses Muskels zu beheben. Die Empfehlung Körners, bei dieser Störung den Tubenwulst zu massieren, entspricht also unserer Forderung.

Diesen Ermüdungs- und Schwächezuständen verwandt sind die funktionellen (psychogenen, hysterischen) Lähmungen. Nach meiner Beobachtung liegt allen funktionellen Lähmungen ein Hypertonus in einem oder mehreren bestimmten Muskeln zugrunde, der dem Kranken nicht zu Bewußtsein kommt, weil er ihm keinen Schmerz verursacht, der aber den kranken Muskel untätig macht. Bei den hysterischen Stimmlähmungen können das nicht nur die inneren, sondern auch die äußeren Kehlkopfmuskeln sein. Der Krankheitsherd muß durch diagnostische Massage gesucht werden. Hat man ihn gefunden, so genügt häufig, bei Kindern regelmäßig eine Massage um die Störung zu beheben.

Auch für die wirklichen Lähmungen ist die Massage das weitaus wirksamste Mittel. Diese Wirkung der Massage habe ich bei der großen Zahl von Nervenlähmungen nach Schuß, die ich während des Krieges behandelt habe, erprobt und schätzen gelernt. Sehr häufig genügte selbst bei monatelangem Bestehen der Lähmung eine einzige Massage, um einen Nerven in einem einzelnen Muskel zur Funktion zu bringen, dem dann von Massage zu Massage weitere Muskeln folgten bis nach Wochen und Monaten die Nervenleitung in allen Muskeln wiederhergestellt war. In diesen Fällen handelte es sich offenbar um eine Drucklähmung ohne Durchtrennung des Nerven. War der Nerv durchtrennt, so konnte ich mit großer Sicherheit darauf rechnen, daß etwa acht Monate nach Beginn der Behandlung die Nervenleitung in einem einzelnen Ast sich wieder zeigte und im Laufe weiterer Monate mehr oder weniger vollständig wieder herstellte. Die Massage erwies sich in meinen Fällen allen anderen Maßnahmen, nicht nur der Elektrizität, sondern auch der Operation, weit überlegen.

Die Nervenlähmungen des Friedens bieten wegen der viel geringeren Gewebsveränderungen, deren Folge sie sind, noch eine viel bessere Aussicht. Auf unserem Gebiete vor allem die rheumatische Fazialislähmung. Dieselbe beruhte in meinen Fällen auf einer Schwellung des hinteren Bauches des M. digastricus in der Unterohrgrube, die den Nerven, der sich um ihn schlingt, offenbar durch Druck lähmt; diese Schwellung verursacht den Schmerz, mit dem die Fazialislähmung regelmäßig beginnt. Bekommt man die Lähmung sofort in Behandlung, so ist sie durch Massage in wenigen Wochen zu beseitigen. Dasselbe gilt für die infektiösen Lähmungen besonders die Gaumensegellähmungen nach Diphtherie. Je später nach Beginn der Lähmung die Massagebehandlung einsetzt, desto langwieriger gestaltet sich die Dauer der Wiederherstellung und nach einer gewissen Zeit, die ich nach meiner Erfahrung nicht genau feststellen kann — vielleicht hängt sie auch, wie von manchen Chirurgen[1]) vermutet wird vom Alter des Kranken ab — stellt sich die Lähmung nicht wieder her, es ist also notwendig, mit der Massage so schnell wie möglich zu beginnen, und sie muß, auch wenn der Erfolg auf sich warten läßt, mindestens 8 bis 10 Monate fortgesetzt werden.

Das ist besonders wichtig bei den Lähmungen des N. facialis und accessorius bei Mittelohreiterungen und nach Operationen bei diesen, bei Rekurrenslähmungen nach Kropfoperation und Strumitis, den Vaguslähmungen nach otogener Phlebitis der Vena jugularis. Nur wenn die Massage hier möglichst bald einsetzt, bieten diese Lähmungen eine sichere und gute Heilaussicht. Es ist nicht notwendig, die Heilung der Operationswunde abzuwarten. Bei den Schußlähmungen des Krieges war ich häufig genötigt bei noch eiternder Fistel mit der Massagebehandlung zu beginnen und habe niemals eine Eitervergiftung erlebt; im Gegenteil, die Fisteln schlossen sich bei dieser Behandlung auffallend schnell.[2]) Allerdings verlangt die Massage sorgfältige Berücksichtigung der Engpässe des Blut- und Lymphabflusses. Die Handgriffe müssen bis dicht an die Operationswunde geführt werden, dürfen diese selbst jedoch nicht berühren.

---

[1]) Vgl. Kirschner-Nordmann Chirurgie III. 1930. Seite 881.

[2]) Kriegsorthopäden-Kongreß, Zeitschr. f. orthop. Chir. 36. Band. 1916. Seite 575.

Auch bei Lähmungen, die durch Syphilis verursacht sind, bietet die Massage, die natürlich durch entsprechende Allgemeinbehandlung ergänzt werden muß, günstige Aussicht.

Bei der Massagebehandlung der Lähmung kommt es darauf an, das Hindernis, das den Nerven durch Druck lähmt oder durchtrennt, zu beseitigen, damit der Nerv wieder arbeiten oder in seine periphere Nervenscheide hineinwachsen kann. Dieses Hindernis wird gebildet durch Schwellungen und Narben in der Umgebung des Nerven. Diese zu beseitigen ist also das Hauptziel der Massage. Dieselbe darf bei alten Narben nicht vor energischer Bearbeitung zurückschrecken. Eine Schädigung des Nerven hierbei ist ausgeschlossen, wie mich tausendfältige Erfahrung gelehrt hat. Außer der Massage des Leitungshindernisses des Nerven ist aber auch die Massage der einzelnen gelähmten Muskeln notwendig, weil in diesen sich Entartungszustände mit Atrophie und Kontraktur entwickeln, die für sich allein schon die Muskelarbeit beeinträchtigen und, wie die Erfahrung lehrt, trotz voller Wiederherstellung der Nervenleitung eine normale Muskelarbeit unmöglich machen können.[1])

Bei der Massagebehandlung der einseitigen Rekurrenslähmung, bei der gewöhnlich das Hindernis, das Aortenaneurysma, nicht beseitigt werden kann, wirkt die Massage durch Belebung der gesunden Muskeln, die den Ausfall des gelähmten ausgleichen.

Von den Folgezuständen des Hartspanns der Hals- und Kopfmuskulatur sind die wichtigsten die Zirkulationsstörungen. Wittmaack hat durch Versuche am Huhn nachgewiesen, daß durch Stauung in dem die Bogengänge begleitenden Sinus Halisteresis des Knochens herbeigeführt wird und sieht deshalb starke venöse Stauung als Ursache der Otosklerose an; Hyperämie der medialen Paukenhöhlenschleimhaut ist zudem von Schwartze als für dieses Leiden charakteristisch nachgewiesen worden. Ein Versuch mit Massage der Schultern und des Halses, die das einzige Mittel ist, diese Hyperämie zu beheben, ist also zur Unterstützung der übrigen Behandlung dieses Leidens dringend angebracht.

Wie ich schon oben (S. 14) hervorhob, wirken Zirkulationsstörungen ganz erheblich mit bei der Entstehung und Unterhaltung aller chronischen Katarrhe. Dieselben sind in Wirklichkeit rheumatische Erkrankungen der Muskeln des Rachens und Nasenrachenraums, die die Schleimhaut mit ergreifen, weil diese die unmittelbare Oberfläche der Muskeln ist. Daher auch der Einfluß der Witterung auf dieselben, der für alle rheumatischen Erkrankungen in ausgesprochenster Weise charakteristisch ist. Die Muskelringe des Schlundes sind vollständig in die Schleimhaut eingewoben, infolgedessen greift die durch den Hypertonus verursachte Schwellung der Muskeln ohne weiteres auf die

[1]) A. Müller, Die Muskelkontraktur. Arch. f. klin. Chir. 1931. Bd. 164. S. 676.

Schleimhaut über und erscheint als Katarrh. In dem genaueren Sitz des Katarrhs spricht sich die Gruppierung des Hypertonus in dem Muskelsystem der oberen Luftwege aus. Für die chronischen Katarrhe des Nasenrachenraums und die Schwellungen der unteren Nasenmuschel habe ich durch die Beobachtungen bei meiner Selbstbehandlung gefunden, daß diese ganz überwiegend durch den Hypertonus der Muskeln des Nasenrachenrings verursacht sind. Die Grundlage des Rachenkatarrh ist nach meinen Beobachtungen der Hypertonus des Gaumen- und mittleren Schlundrings, die Grundlage des Kehlkopfkatarrhs der Hypertonus des unteren Schlundrings und der inneren Kehlkopfmuskulatur. Sind die Mm. salpingopharyngei besonders stark hypertonisch, so entsteht die „Seitenstranghypertrophie". Bei dem Hypertonus des Nasenrachenrings fallen für die Ohrtrompete die normalen passiven Bewegungen fort, dieselbe steht mehr oder weniger vollständig still, infolgedessen schwillt ihre Schleimhaut nicht genügend ab, Katarrhe siedeln sich leicht in ihr an und heilen nicht aus und es kommt zum Tubenverschluß. Ich habe bei mir festgestellt, daß die anfangs starren Tuben viel weicher und passiv leichter beweglich geworden sind.

Früher bildeten sich häufig auf meiner Mundschleimhaut Aphthen und Herpeseruptionen; dieselben sind seit Besserung meines Nasenrachenkatarrhs ausgeblieben. Ich schließe hieraus, daß die durch den Hypertonus des Nasenrachen- und mittleren Schlundrings in meiner Mundschleimhaut verursachte Zirkulationsstörung die Disposition hierzu gewesen ist. Der mittlere Schlundring entspricht in seiner Höhe dem 3. bis 4. Halswirbel, also dem mittleren Engpaß für die Zirkulation im Kopfe. Hypertonus und Schwellung desselben steigern also von innen her durch Druck auf den Gefäßstrang des Halses die Erschwerung der Zirkulation im Kopfe, die durch den gleichzeitig vorhandenen Hartspann der äußeren Halsmuskeln verursacht ist. So erklärt sich der Kopfschmerz bei Angina und anderen akuten Entzündungen im Halse.

Bei Hypertonus der Mm. glosso- und pharyngopalatini werden die Gaumenmandeln nicht genügend ausgequetscht. Die Folge ist naturgemäß Schwellung und Sekretstauung. Bei langem Bestehen des Hypertonus der Gaumenbögen muß also dauernde Vergrößerung der Mandeln eintreten. Diese Tonsillenhyperplasie und die mit ihr verbundene Pfropfbildung habe ich in einem Falle von jahrelangem Bestehen, der vielfach fachärztlich behandelt war, durch 12 Massagen des Gaumen- und mittleren Schlundrings und der Zungenwurzel (L 2—5) in Verbindung mit äußerer Massage beseitigt. Auf die gleiche Weise kann wahrscheinlich auch die Disposition zu den häufigen Rückfällen von akuter Mandelentzündung beseitigt werden, was deshalb von großer Wichtigkeit ist, weil sie identisch ist mit der Disposition zu Diphtherie und weil wahrscheinlich die zu Entzündungen neigende Mandel die Eingangspforte für viele Infektionskrankheiten ist.

Zu den Zirkulationsstörungen gehört auch die Nasenröte, deren Beseitigung besonders von Frauen gewünscht wird. Zu ihrer Beseitigung genügt nach meiner Beobachtung nicht die äußere Massage des Gesichts und Halses; zu dieser muß vielmehr hinzukommen die Massage des Nasenrachenrings, besonders des M. levator veli palatini, wie sich aus meiner Selbstbeobachtung ergibt. Eine Zirkulationsstörung bildet wenigstens teilweise den Boden für das Aufschießen von Akne und Furunkulose im Naseneingang. Ich habe bei mir beobachtet, daß sich Furunkel im Naseneingang nur dann bildeten, wenn meine Nase infolge Steigerung des Hartspanns des Nasenrachenrings leicht geschwollen war.

Jeder Kropf läßt sich nach meiner Erfahrung durch Massage verkleinern, und zwar um so mehr, je weicher er ist; besonders der Basedowkropf kann weitgehend zu normaler Größe zurückgebracht werden; in gleichem Maße werden durch die äußere Massage des Halses und der Schultern auch die nervösen Basedowsymptome gebessert.

Für die Erfrierungen ist die Massage das sicherste und schnellstwirkende Mittel, was für Nase und Ohr aus Schönheitsgründen sehr wichtig ist. Mit keinem anderen Mittel lassen sich die Erfrierungsfolgen gleich vollständig beseitigen.

Wie ich schon erwähnte, habe ich im Kriege bei der Behandlung von Versteifungen mit alten Schußeiterungen die Erfahrung gemacht, daß die Massage ein glänzendes Mittel ist um alte Eiterungen schnell zur Heilung zu bringen — offenbar infolge der Verbesserung der Zirkulation durch die Massage. Ich glaube deshalb, daß die Massage auch die Heilung von Eiterungen der Höhlen des Kopfes, also der Pauken-, Stirn-, Kiefer-, Keilbeinhöhle stark beschleunigen und alte Eiterungen dieser Höhlen sowie alte Zahnfisteln schnell zur Heilung bringen kann. Besonders eignet sie sich deshalb auch zur Nachbehandlung solcher Eiterungen nach ihrer operativen Eröffnung. Die Besserung der Zirkulation, die der Zweck dieser Behandlung ist, wird — ich hebe das ausdrücklich hervor — nicht erreicht durch Massage am Ort der Eiterung, sondern durch Massage der Muskelgruppen, die die venöse und lymphatische Zirkulation des Orts der Eiterung beherrschen; besonders wichtig ist in dieser Beziehung die Massage des Halses und der Kehle, weil von hier aus der Blut- und Lymphabfluß im ganzen Kopfe geregelt wird.

Die zweite Gruppe der Folgezustände des Hartspanns sind die Reiz- und Hemmungserscheinungen. Ich beschrieb schon den heftigen Reiz zum Husten und Niesen, den bei mir die Berührung des hinteren Endes der unteren Nasenmuscheln auslöst. Einen ebenso heftigen Reiz zum Würgen löst bei mir der Druck auf den stark hypertonischen Constrictor pharyngis medius, sowie auf die ebenso stark hypertonische Zungenwurzel aus. Eine besonders bemerkenswerte Reizstelle ist, wie ich ebenfalls bei mir zuerst festgestellt habe, die Schilddrüse.

Zu derselben Zeit, als ich an dem oben beschriebenen Katarrh des Nasenrachenraums erkrankte, stellten sich bei mir nächtliche Anfälle von Kurzatmigkeit mit Pfeifen und sehr starkem Reizhusten ein. Dieselben traten nicht regelmäßig ein, mit voller Sicherheit jedoch nach Genuß von Moselwein, und zwar genügte hierzu ein einziges Glas. Sie setzten stets um 1 Uhr nachts ein, die Beklemmung zwang mich dann mich aufzusetzen, mühsam rang ich nach Luft und suchte den Hustenreiz zu unterdrücken. Nach ein bis zwei Stunden ließ der Reiz allmählich nach und der Husten löste sich langsam unter Absonderung von etwas Schleim, der ausgehustet wurde. Ich schlief ein und war beim Erwachen morgens stark ermüdet. Es handelte sich offenbar um leichte Asthmaanfälle. Das zeigte sich auch in ihrer Abhängigkeit vom Klima. Ich wohnte, als ich die Anfälle bekam, in einer Stadt am Rhein. Bei einem Aufenthalt in Berlin blieben sie aus, auch nach Alkoholgenuß. Die übliche Behandlung war auch bei diesen Anfällen erfolglos. Ich verließ deshalb den Rhein und verlegte meinen Wohnsitz in eine wasserlose Kleinstadt in einem Hügelland von durchschnittlich 300 m Höhe. Hier blieben ebenfalls die Anfälle aus. Um die Anfälligkeit vollständig zu beseitigen, behandelte ich mich unter völliger Enthaltung von Alkohol mit kalten Bädern, die ich sofort nach starker durch Muskelarbeit hervorgerufener Erhitzung nahm. Die Anfälligkeit nahm allmählich ab und nach etwa einem halben Jahre konnte ich auch wieder Moselwein trinken, ohne einen Anfall zu bekommen. Ich hielt mich für endgültig geheilt bis zu einem Erholungsaufenthalt, den ich in einem Kurorte verbrachte, der in einem tief eingeschnittenen Bachtal liegt. Ich wohnte dort in einem unmittelbar am Bache gelegenen Hause und erwachte nach einigen Tagen nachts mit einem ebensolchen Anfall, wie ich sie oft am Rhein gehabt hatte. Ich hatte von Anfang an bei meinen Anfällen das Gefühl gehabt, das Hindernis müsse in der Gegend der Kehle sitzen, aber ich hatte immer wieder vergebens durch Abtasten von außen nach diesem Hindernis gesucht. Der unerwartete neue Anfall veranlaßte mich, im Bade wieder meine Kehle abzutasten, und nun stieß ich mit einem Male auf eine Stelle, die bei Druck den Stridor, die Beklemmung und den Hustenreiz meines Anfalls auslöste — es war die Schilddrüse, und zwar der Isthmus derselben. Damit war auch hier der Weg gewiesen, wie dem lästigen Übel beizukommen war. Ich massierte mir nun regelmäßig die Schilddrüse, dadurch wurde der Druckschmerz, die Reizbarkeit und die durch den Druck ausgelöste Beklemmung allmählich geringer. Heute ist die Reizbarkeit verschwunden bis auf gelegentliche Anfälle von plötzlich auftretendem, schwer unterdrückbarem Reizhusten, der allmählich im Laufe von 15 bis 20 Minuten wieder abklingt, aber durch Massage der Schilddrüse von mir sofort abgebrochen werden kann.

Seit dieser Beobachtung habe ich gefunden, daß Druck auf die Schilddrüse bei sehr vielen Menschen nicht nur mehr oder weniger stark schmerzhaft ist, sondern auch Husten auslöst. Der Druckschmerz der Schilddrüse ist geradezu pathognomonisch für jeden Nervösen. Hustenreiz wird durch Druck auf die Schilddrüse ausgelöst bei jeder „Erkältung", also jedem Schnupfen, Rachen- und Kehlkopfkatarrh, besonders stark bei Bronchitis, sowohl akuter wie chronischer. Bei Asthma ist Druckschmerz und Hustenreiz am stärksten, er ist hierbei so stark, daß schon die Berührung der Kehle mit dem Finger kaum ertragen wird. Die Schilddrüse ist hierbei gewöhnlich nicht vergrößert oder sonst nachweisbar verändert. Der Druckschmerz ist bei diesen Zuständen immer in der Schilddrüse am stärksten, aber er beschränkt sich niemals auf sie, sondern es ist immer auch die äußere Kehlkopfmuskulatur, gewöhnlich sogar die ganze Muskulatur der Schultern und des Halses druckschmerzhaft. Auch Hustenreiz ist nicht nur durch Druck auf die Schilddrüse, sondern auch durch Druck auf die Muskeln auslösbar. Seltener löst Druck Würgreiz aus, der sich bis zum Erbrechen steigern kann, ebenfalls am stärksten an der Schilddrüse, weniger an den Muskeln. Von den Muskeln ist hierbei am reizbarsten der M. omohyoideus, weniger die übrigen äußeren Kehlkopfmuskeln und die Mm. scaleni. In manchen Fällen ist der Hustenreizbezirk noch weiter ausgebreitet, so löste in einem Falle meiner Beobachtung Massage der ganzen vorderen Brustwand Husten aus.

Diese Reizerscheinungen erklären sich dadurch, daß bei diesen Zuständen außer den Schilddrüsensymptomen immer ein sehr starker Hartspann der gesamten Halsmuskulatur besteht, am stärksten an den äußeren Kehlkopfmuskeln. Durch diesen Hartspann ist die Schilddrüse in und häufig auch unter den Brustkorbeingang herabgezogen und deshalb nur schwer und wenig zugängig und es bedarf längerer Behandlung, ehe sie für den massierenden Finger genügend erreichbar wird.

Diese Beobachtungen geben einen Fingerzeig für die Anwendung der Massage bei diesen Zuständen. Besonders geeignet für die Massagebehandlung sind die Fälle von nervösem Husten und leichtere Fälle von chronischem Bronchialkatarrh und Asthma. Bei schweren Fällen ist sehr hinderlich der hochgradige Druckschmerz. Das Ertragen der Massage erfordert hier ein so hohes Maß von Selbstüberwindung und Ausdauer, daß nur wenige Kranke, die ja durch ihr Leiden zumeist auch stark nervös erschöpft und häufig auch an Betäubungsmittel gewöhnt sind und deshalb wenig Willenskraft besitzen, dieselbe genügend lange durchführen. Es ist deshalb von größter Wichtigkeit, diesen Reizzustand der Schilddrüse so früh wie möglich zu entdecken, damit die Behandlung eingeleitet werden kann, bevor die Überempfindlichkeit diesen Grad erreicht hat.

Die Atembeklemmung bei diesen Zuständen ist nicht durch die Schilddrüse selbst verurascht, sondern durch die dieselbe bedeckenden Muskeln. Das lehrten mich meine Beobachtungen während der Behandlung dieser Fälle, bei der der Druck des massierenden Fingers an den entsprechenden Stellen immer wieder außer dem Schmerz auch die asthmatischen Beschwerden hervorruft. In bemerkenswerter Weise beleuchtet wird es auch durch eine Selbstbeobachtung, die ich kurz nach dem Asthmaanfall meines während oben erwähnten Kuraufenthaltes machte. Auf einem Spaziergang an einer Berglehne setzte ich mich auf eine Bank. Wenige Minuten nach dem Niedersetzen fühlte ich, wie sich meine Kehle allmählich, wie vor einem meiner Anfälle, zuschnürte. Ich stand auf und sah dicht unter meinem Sitz eine Quelle herabrieseln. Ich ging weiter und nach einigen Minuten löste sich die Enge meiner Kehle wieder. Offenbar hatte der feine Nebel des zerstäubenden Wassers genügt, um den Beginn eines Asthmaanfalles auszulösen, daß aber in den wenigen Minuten der Dauer dieses abortiven Anfalls die Schilddrüse eine so starke An- und Abschwellung erleiden könne, wie sie zu einer atembeklemmenden Luftröhrenverengung notwendig ist, ist wohl ganz ausgeschlossen. Zudem habe ich bei mir niemals während eines Anfalls an meiner Schilddrüse, die von normaler Größe ist, irgendeine Größenveränderung feststellen können. Dagegen ist das Organ, das schon physiologisch andauernd so fein und schnell auf Feuchtigkeit und Abkühlung reagiert, die Muskulatur.

Der Asthmaanfall kann also in diesen Fällen nur dadurch entstehen, daß die stark hypertonischen und deshalb sehr reizbaren äußeren Kehlkopfmuskeln, durch die stark druckempfindliche Schilddrüse, die sie bedecken und durch die sie bei den Atembewegungen immer wieder gereizt werden, in Krampf geraten und damit die gesamte Atmung mehr oder weniger stillstellen. Das Schilddrüsenasthma stellt sich somit dar als ein Einzelfall des muskulären Asthmas, wie ich dieses Krankheitsbild nennen möchte.

Dem muskulären Asthma liegt ein Hartspann zugrunde, welcher hauptsächlich 1. am Halse die schon oben beschriebene Gruppe der Mm. omohyoidei, sternohyoidei, sternothyreoidei und thyreohyoidei, scaleni anteriores, medii und posteriores und die Mm. levatores scapulae; 2. an der Brust die Mm. pectorales minores und serrati anteriores; 3. am Rumpfe die Mm. obliqui abdom. interni, recti abdominis und serrati posteriores inff. (Fig. 3) ergreift. In das Bewegungssystem, das durch diese Muskeln dargestellt wird, sind eingeschaltet die Schilddrüse und die Sternoklavikulargelenke, beide sind immer hochgradig druckschmerzhaft, die Sternoklaviculargelenke starr und häufig verdickt. Der Hartspann des muskulären Asthmas besteht häufig als Dauerzustand von früher Jugend an. Nur ausnahmsweise ist die ganze Hartspanngruppe gleichmäßig ausgebildet, meist überwiegt der Hals-, Brust- oder Bauchteil.

Alle diese Muskeln mit einziger Ausnahme des M. levator scapulae, der offenbar sekundär ergriffen ist behufs Feststellung des Schulterblatts zur Ermöglichung der Arbeit der Mm. omohyoidei und serrati anteriores, zeichnen sich dadurch aus, daß sie den Atemapparat (Brustkorb und Kehlkopf) entweder aktiv bewegen, wie die Mm. scaleni und die äußeren Kehlkopfmuskeln, oder passiv von ihm bewegt werden, wie die Mm. serrati antt. und postt. inff. und pectorales minn. und die Bauchmuskeln. Hypertonus dieser Muskeln schränkt also die Bewegung des Kehlkopfs und Brustkorbs ein, diese Einschränkung kann, ohne daß Schmerzen empfunden werden und ohne daß Zeichen eines Lungenemphysems vorhanden sind, den Spielraum des Brustkorbs, wie ich wiederholt festgestellt habe, bis auf 1 cm verengen. Den Kranken dieser Art ist es auch unmöglich, tief zu atmen. Einer meiner Kranken konnte deshalb schon als Kind nicht laufen, wie er mir berichtete. Steigert sich nun auch nur in einem dieser Muskeln der Hypertonus zum Schmerzanfall oder Krampf, so wird reflektorisch die ganze Atembewegung gehemmt und der Asthmaanfall ist da. Man kann hierbei, je nach dem Hauptsitz des Hartspanns drei Formen unterscheiden. Die erste ist das Hals- oder Schilddrüsenasthma, es ist verursacht durch den Krampf der äußeren Kehlkopfmuskeln und verläuft unter dem Bilde meiner oben beschriebenen Anfälle; es bietet also das Bild eines Bronchialasthmaanfalles, der bei mir

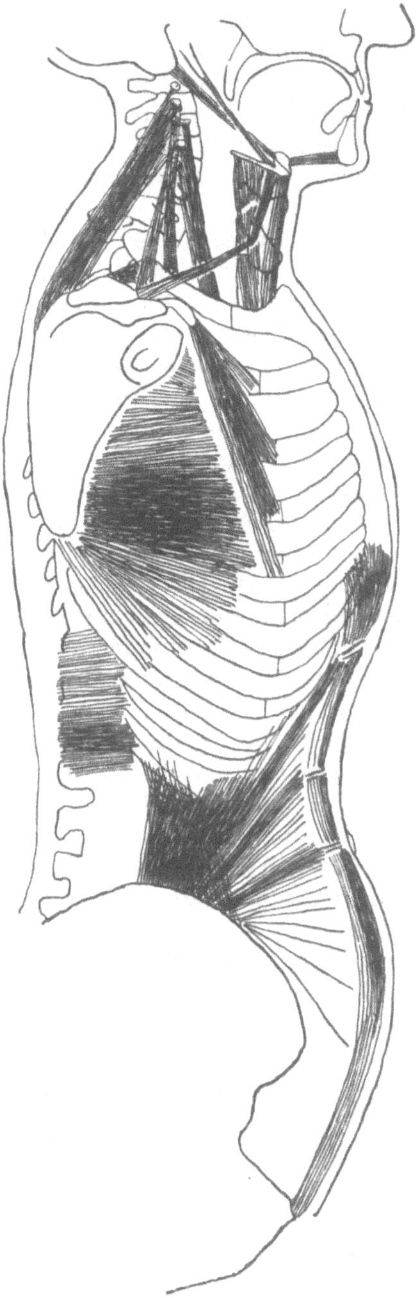

Fig. 3. Hartspanngruppe bei muskulärem und Schilddrüsenasthma. Bemerkenswert ist die durch den Zug des Hartspanns hervorgerufene am unbekleideten Körper sichtbare, bes. in Seitenansicht auffällige Veränderung der Körperform; dieselbe besteht in einer Verkürzung des Halses (durch Einbiegung der Halswirbelsäule inf. Zuges der Mm. scaleni) Vorschiebung des Kopfes (inf. Zuges der Vorderhalsmuskeln), Hochstand der Schultern (inf. Zuges der Mm. lev. scap. u. omohy.), Einziehung der Magengrube (inf. Zuges der Mm. obliq. abd. int.), deren raumbeengende Wirkung durch Vorwölbung des Unterbauches unter Dehnung der abwärts vom Nabel gelegenen Muskulatur ausgeglichen wird.

leicht war, aber auch viel schwerer und mit leichter Bronchitis verbunden sein kann; er verläuft ohne Schmerz. Die zweite Form ist das Brustasthma; es ist schon von O. Rosenbach beschrieben worden als myogene Pseudostenokardie[1]); es ist verursacht durch den Krampf der Mm. serrati antt. und pectorales minn. Das Bild desselben wechselt. Leichte Fälle äußern sich als geringer oder stärkerer Schmerz in der Brust beim Atmen; befindet er sich rechts, so wird er gewöhnlich als Rippenfellreizung oder Interkostalneuralgie aufgefaßt; befindet er sich links, so deutet man ihn als „Herzschmerz", als „nervöses Herzleiden" oder beginnende Arteriosklerose des Herzens. Schwere Fälle bieten ganz das Bild eines schweren Anfalls von Angina pectoris mit heftigem Schmerz, der sich bei der geringsten Atembewegung steigert, so daß der Kranke unbeweglich im Bett liegt unter ausgesprochener Todesangst. Von der echten Angina pectoris unterscheidet er sich durch das Fehlen aller Herzsymptome, den gewöhnlich vollkommen ruhigen Puls und dadurch, daß er sich nach Behandlung des Hartspanns nicht wiederholt. Die dritte Form ist das Bauchasthma; es ist verursacht durch den Krampf der Mm. recti und obliqui abd. und serrati postt. inff. Er äußert sich als Schmerz in der Lende oder Magengrube beim Atmen, der von einfachem Seitenstechen bis zu starker Atembeklemmung gehen kann. Derselbe wird gewöhnlich auf die Nieren, Gallenblase oder den Magen bezogen; Nieren- und Lebersymptome fehlen aber regelmäßig, während Symptome von seiten des Verdauungsapparates in Form von Aufstoßen, Stuhlverstopfung, Blähungen häufiger sind. Auch hier muß die Organuntersuchung und der Erfolg der Behandlung diese Leiden ausschließen.

Bei allen drei Formen muß die Massagebehandlung immer die Muskulatur des ganzen Rumpfes, der Schultern und des Halses umfassen, weil in jedem Falle alle Muskeln der Gruppe, wenn auch in wechselndem Grade, ergriffen sind. Beschränkt man die Massage auf die stärkst hypertonischen Muskeln, so verzögert sich der Erfolg und man wird durch immer neue Schmerzanfälle in den nicht massierten Muskeln der Hartspanngruppe überrascht. Man beginnt die Massage am besten sofort, nur wenn der Schmerz und die Beklemmung die Ausführung derselben unmöglich machen, muß man ein oder zwei Tage unter Verordnung von antineuralgischen Mitteln, wenn nötig mit Morphium oder Codein verbunden, abwarten. Das Fortschreiten der Besserung wird durch Atemübungen unterstützt.

Überblicken wir das Anwendungsgebiet der Massage, so sind es, abgesehen von den Verletzungen, bei denen sie gerade im frischen Zustande am wirksamsten ist, im wesentlichen chronische Erkrankungen, bei denen sie ihre Wirkung entfaltet. Und auch bei diesen greift sie, abgesehen von den Schmerzzuständen und Krämpfen, nicht die Krank-

[1]) Therapie d. Gegenwart 1902.

heit selbst, den Katarrh, die Eiterung, die Lähmung an, sondern den Hartspann, der wenigstens zu einem wesentlichen Teile die Veranlagung zur Entstehung oder das Hindernis der Heilung ist. Die Massage ersetzt also nicht die örtliche Behandlung dieser Erkrankungen, sondern ergänzt sie, steigert ihre Wirkung und kürzt ihre Dauer ab; sie hat also ihre Bedeutung neben derselben. Außerdem wirkt sie vorbeugend: durch die Beeinflussung der Veranlagung ist sie imstande, Neuerkrankungen gleicher Art und Rückfälle zu verhüten; falls Rückfälle eintreten, zeigt sich die Nachwirkung ihres Einflusses in einer Verringerung der Dauer und Heftigkeit derselben. Die Massage muß also neben die örtliche Behandlung in den Heilplan chronischer Erkrankungen der oberen Luftwege eingefügt werden, sie soll dieselbe nicht ersetzen, sondern unterstützen und abkürzen. Sie erfüllt bei diesen Erkrankungen neben der örtlichen Behandlung eine durchaus selbständige und völlig neue Aufgabe, die für den Kranken ebenso wichtig ist wie die Aufgabe der örtlichen Behandlung selbst.

5. Die Ausführung der Massage.

Vor der Massage der oberen Luftwege sind die Hände in der üblichen Weise zu desinfizieren; ich benutze dazu die Afridolseife der I. G. Farbenindustrie, die dieselbe Desinfektionskraft hat wie die 1‰ Sublimatlösung. Ein Gleitmittel ist für die Massage der Schleimhäute unnötig.

Die Massage der Luftwege ist immer mehr oder weniger stark schmerzhaft, verursacht auch nicht selten im Rachen Würgen, im Nasenrachenraum Niesen, seltener auch Husten, zudem hinterläßt sie die oben beschriebene starke Reizwirkung; dies alles nötigt dazu, die Massage so schnell und zart wie möglich auszuführen. Dieselbe darf deshalb höchstens fünf Minuten dauern.

Der Zweck der Massage ist nicht die Zerreibung von Schwellungen oder Verhärtungen, sondern die Auslösung der spezifischen Reizwirkung durch den Massagedruck. Diese wird erreicht durch etwa drei- bis sechsmaliges Kneten des hypertonischen Muskels. Jede Fingerbewegung der nachfolgenden Technik ist also während einer Massage nicht öfter als drei- bis sechsmal hintereinander auszuführen. Der Druck hierbei muß sich nach dem Druckschmerz und dem Muskelbefund richten, bei Schwellung und Spannung möglichst leicht, bei Verhärtung stärker sein.

Hochgradige Empfindlichkeit des Kranken nötigt nicht selten dazu, in den Gang der Massage kurze Pausen einzuschieben. Im Anfang der Behandlung ist es gewöhnlich nicht möglich, sämtliche Griffe der nachfolgenden Technik auszuführen wegen des großen Schmerzes, den dieselben an besonders stark erkrankten Stellen verursachen. Ich warne davor, in diesen Fällen die Ausführung des Griffes zu erzwingen. Gewöhnlich verringert sich selbst in schweren Fällen der Hypertonus von Mal zu Mal, so daß die anfangs nicht ausführbaren Griffe nach einigen Massagen leicht gelingen.

Leichter erträglich machen kann man ferner die Massage durch möglichste Verlangsamung der Fingerführung. Dieselbe kann an besonders schmerzhaften Stellen bis zu einfachem konstanten Druck ermäßigt werden.

Genügen alle diese Mittel nicht, um Massage für den Kranken erträglich zu machen, so bleibt noch die Anästhesierung der Schleimhäute, die Körner schon bei der von ihm empfohlenen Massage des Tubenwulstes (S. 19) angewandt hat. Ich habe die Massage immer ohne Anästhesie ausgeführt.

Der Hartspann ergreift niemals nur einen Muskel, sondern immer die ganze physiologisch zusammen arbeitende Muskelgruppe. Das ist im vorliegenden Falle das ganze Längs- und Ringmuskelsystem des Halses und Kopfes. Grundsätzlich müssen deshalb, sobald das ausführbar ist, bei jeder Massage alle Griffe der nachfolgenden Beschreibung hintereinander ausgeführt werden. Die der Beschreibung der einzelnen Griffe angefügte Anzeige besagt also nicht, daß bei dem angeführten Krankheitszustand nur dieser Griff, sondern daß derselbe mit besonderer Sorgfalt ausgeführt werden soll.

Eine Übersicht über den Gang des Fingers bei der Massage zeigt Fig. 4.

Durch die Griffe der nachfolgenden Technik wird die Ringmuskulatur der Mundhöhle, des Rachens und des Nasenrachenraums getroffen mit Ausnahme des unteren Schlundrings (M. constrictor pharyngis inferior). Dieser kann nur von außen getroffen werden und zwar hauptsächlich durch den Griff B 209 (Lehrb. II S. 422f.), durch den auch die Art. cricothyreoidea getroffen wird. Von außen erreichbar ist auch der M. cricothyreoideus durch Griff B 208 (Lehrb. II, S. 420f.); die übrigen inneren Kehlkopfmuskeln und die Art. cricoarytaenoidea sind nur auf dem Wege durch den Mund mit der Sonde erreichbar.

Von dem Längsmuskelsystem sind nur der Ohrtrompetenzug (1), der Schlundzug (2), der Zungenbeinaufzug (3) und der Zungenzug (5), ganz oder teilweise von der Mundhöhle aus erreichbar, alle übrigen Züge liegen so oberflächlich und so weit abwärts am Halse, daß sie nur von außen massiert werden können.

Ich habe deshalb die Massage der oberen Luftwege, abgesehen von meiner Selbstbehandlung, niemals allein vorgenommen, sondern immer in Verbindung mindestens mit der Massage der Schultern und des Halses, und ich kann auch dem Halsfacharzte nur dringend empfehlen, wenigstens die äußere Halsmuskulatur auf Hartspann zu untersuchen und, wenn derselbe irgendwie erheblich ist, die äußere Schulter-Halsmassage an die der inneren anzuschließen, weil sonst die Behandlung ständig durch Rückfälle unterbrochen wird und dauernder Erfolg kaum erzielbar ist. Wegen der Ausführung der äußeren Massage verweise ich auf

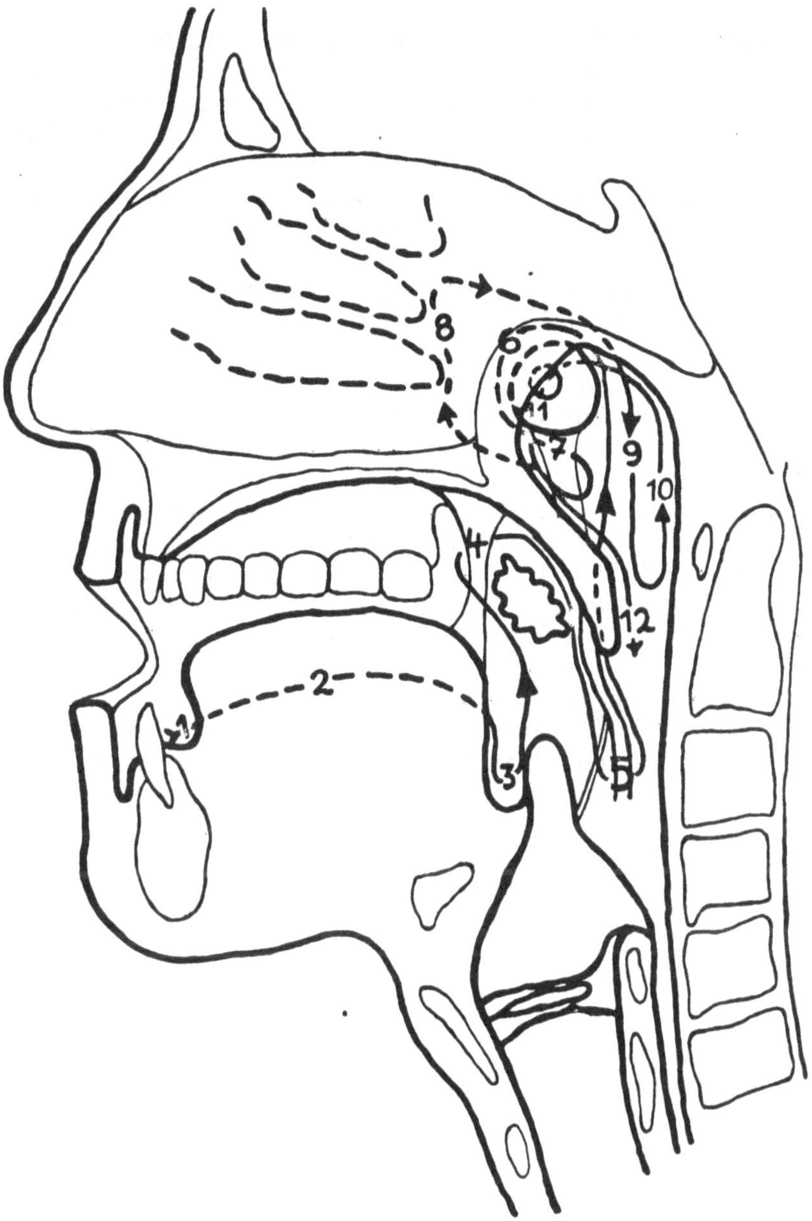

Fig. 4. Übersicht über die Massage der oberen Luftwege. Die rote Linie bezeichnet den Gang der Fingerspitze. Die Ziffern bezeichnen die Nummern der einzelnen Griffe der nachfolgenden Technik.

S. 126—141, 270—317 und 396—449 des zweiten Bandes meines Lehrbuches.

Die Massage ist sowohl Untersuchung wie Behandlung. Die Untersuchung hat besonders auf die Unterschiede des Hypertonus und des Druckschmerzes zu achten. Aus dem Höhepunkte des Hypertonus und des Druckschmerzes ist auf den Sitz der Beschwerden zu schließen und hier die Dauer und Stärke des Eingriffs vorsichtig zu steigern.

Bei der Massage des Nasenrachenraums kommt es leicht zu Blutungen; dieselben sind gewöhnlich dadurch verursacht, daß das Gewebe des lymphatischen Nasenrachenrings, besonders die Rachenmandel, eingerissen wird, was bei der Mürbheit dieses Gebildes kaum vermeidbar ist. Ich habe niemals nachteilige Folgen dieser Blutungen gesehen.

Wie schon gesagt, nehme ich die Massage gewöhnlich zweimal wöchentlich vor. Nur wenn äußere Umstände, wie Zeitknappheit des auswärts wohnenden Kranken dazu zwingen, massiere ich täglich, dann aber mit besonderer Vorsicht.

Der Hypertonus der Nasenrachenmuskulatur verringert sich unter der Behandlung gewöhnlich bald, und Hand in Hand hiermit stellt sich bei dem Behandelten das Gefühl der Befreiung ein. Immerhin sind für eine gründliche Beseitigung der Beschwerden dreißig bis fünfzig Massagen notwendig. Nach einer solchen Behandlungsdauer kommt es nicht wieder zu der früheren Stärke der Beschwerden, doch bleibt, da es sich fast immer um einen im Körperbau begründeten (konstitutionellen) Zustand handelt, eine Neigung zu leichten Rückfällen zurück, die aber jedesmal durch eine oder wenige Massagen beseitigt werden können.

II. Technik.

L 1.
Mundboden.
(Mitte)

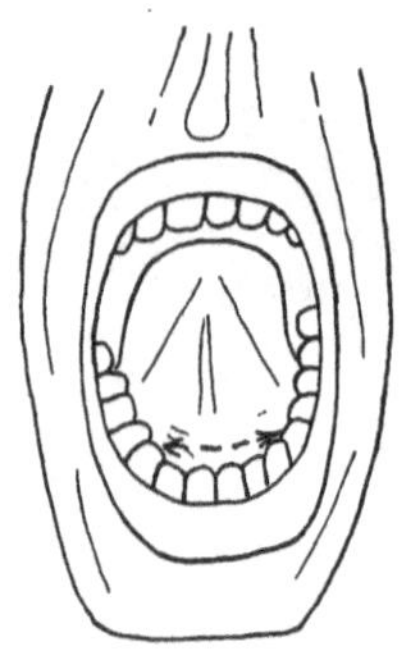

Fig. 5.

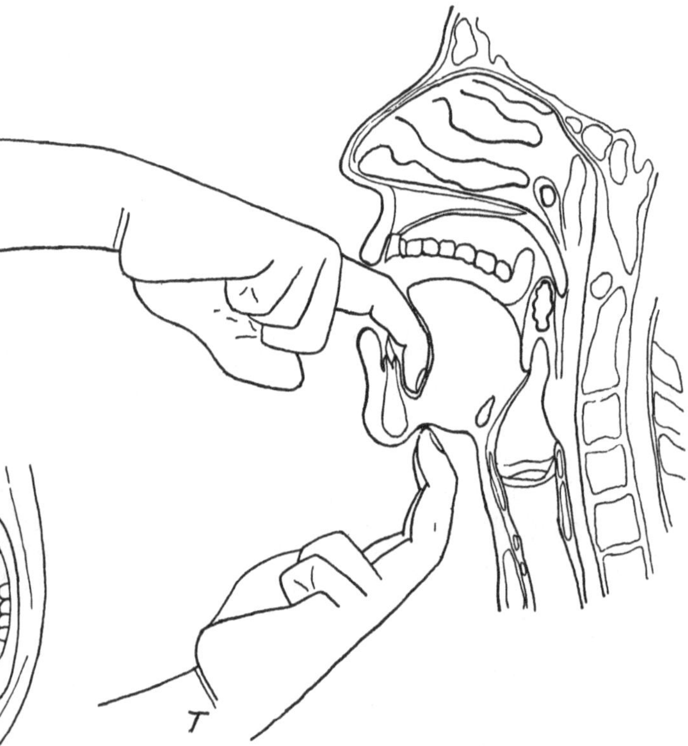

Fig. 6.

L 1.
Mundboden.
(Mitte)

Patient sitzt auf einem Stuhle ohne Lehne mit geöffnetem Munde, den Kopf leicht nach vorn geneigt.

Arzt steht neben dem Patienten, das Gesicht diesem zugewandt:

A: seine vor dem Patienten befindliche Hand geht mit dem Zeigefinger in dessen Mund und fährt mit der Fingerspitze hinter den Schneidezähnen auf dem Mundboden hin und her;

T: die andere Hand folgt mit den Fingerspitzen den Bewegungen des inneren Fingers, außen zwischen Unterkiefer und Zungenbein gegendrückend.

Getroffene Gebilde:

Glandulae sublinguales,
Mm. geniohyoidei,
Mm. mylohyoidei,
Mm. digastrici (ventres anteriores),
Mm. genioglossi.

Wirkung. Entspannung und Abschwellung des Mundbodens und der vorderen Zungenwurzel.

Anzeige. Gähnkrampf, Spannungszustände und Schmerzen in der Zunge, Sprachstörungen.

L 2.

Mundboden.

(Seite)

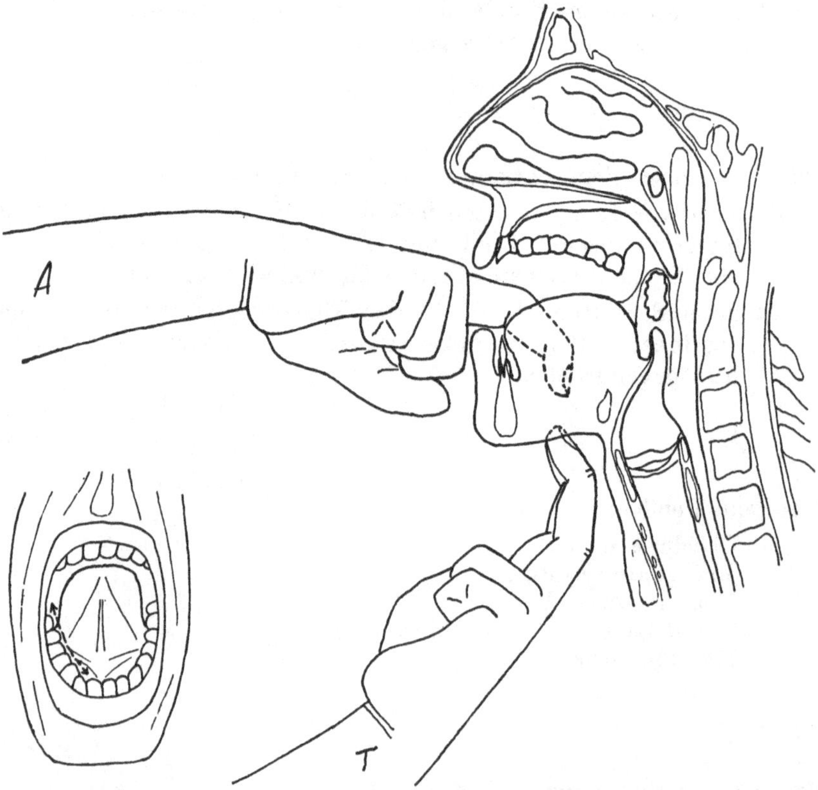

Fig. 7. Fig. 8.

L 2.
Mundboden.
(Seite)

Patient sitzt auf einem Stuhle ohne Lehne mit geöffnetem Munde, den Kopf leicht nach vorn geneigt.

Arzt steht neben dem Patienten, das Gesicht diesem zugewandt:

A: seine vor dem Patienten befindliche Hand ist mit dem Zeigefinger in dessen Mund, geht mit der Spitze des Fingers von der Mitte des Mundbodens zur Seite und fährt mit derselben zwischen den Backzähnen und der Zunge über deren seitliche Wurzel hinweg auf dem Mundboden hin und her;

T: seine hintere Hand folgt mit den Fingerspitzen den Bewegungen des inneren Fingers, außen zwischen Unterkiefer und Zungenbein gegendrückend, beide Hände verlassen dann den Mund.

Getroffene Gebilde:

M. mylohyoideus,
M. digastricus (venter anterior),
M. styloglossus,
M. hyoglossus,
M. glossopalatinus,
M. longitudinalis inferior,
M. glossopharyngeus,
Glandula submaxillaris.

Wirkung. Entspannung, Abstumpfung der Schmerzempfindlichkeit und Abschwellung des vorderen Gaumenbogens und der Zungenwurzel.

Anzeige. Schmerzen und Krämpfe in Zunge und Gaumenbogen, Schluckbeschwerden, chronische Mandelvergrößerung, Sprachstörungen.

L 3.
Zungenwurzel.

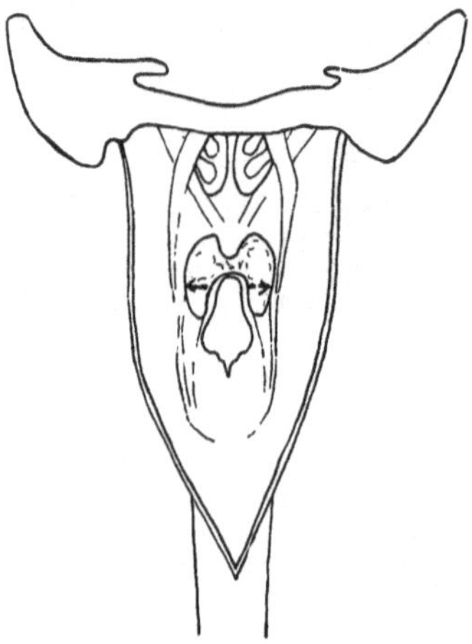

Fig. 9.

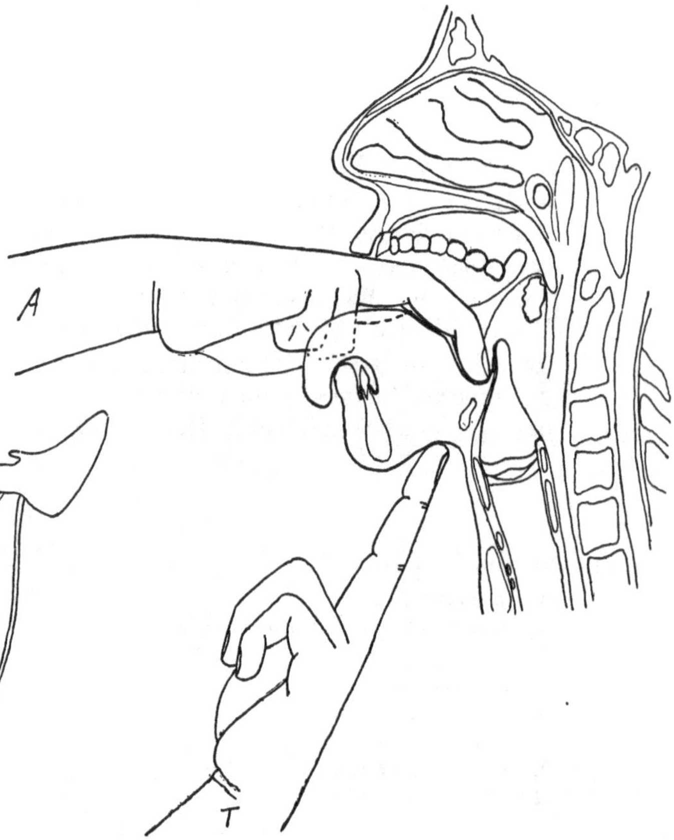

Fig. 10.

L 3.
Zungenwurzel.

Patient sitzt auf einem Stuhl ohne Lehne mit geöffnetem Munde, den Kopf leicht nach vorn geneigt.

Arzt steht neben dem Patienten, das Gesicht diesem zugewandt:

A: seine vor dem Patienten befindliche Hand geht wieder mit Zeige- und Mittelfinger in dessen Mund an die Zungenwurzel bis vor den Kehldeckel, zieht die Zunge kräftig nach vorn und streicht dann in querer Richtung von einem Unterkieferwinkel zum andern;

T: seine hintere Hand folgt mit den Fingerspitzen den Bewegungen der andern vor dem Zungenbein in die Tiefe drückend; beide Hände kneten die Zunge kräftig, indem sie sie in querer Richtung hin und her rollen, und verlassen dann den Mund.

Getroffene Gebilde:

Mm. geniohyoidei,
Mm. mylohyoidei,
Mm. digastrici (ventres anteriores),
Mm. hyoglossi,
Mm. styloglossi,
Mm. longitudinales inff. et supp.,
Mm. transversi linguae,
Mm. verticales linguae,
Septum linguae,
Mm. genioglossi,
Mm. glossopalatini,
Mm. glossopharyngei } Constrictores pharyngis supp.
Mm. mylopharyngei }
Mm. stylopharyngei,
Glandulae sublinguales,
Glandulae linguales anteriores,
Glandulae submaxillares.

Wirkung. Entspannung, Abschwellung und Abstumpfung der Reizbarkeit der Zunge.

Anzeige. Schmerzen, Schwellung (Makroglossie) und Krampfzustände der Zunge, Sprachstörungen.

L 4.
Gaumenbögen und Gaumenmandel.

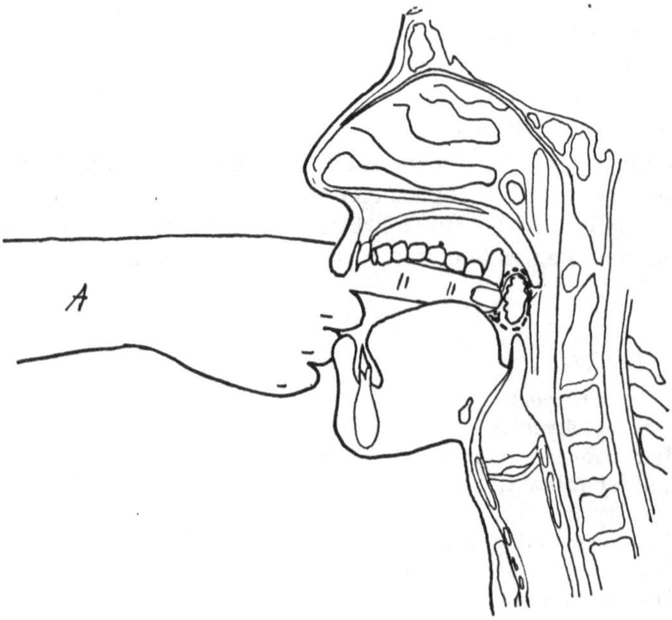

Fig. 11.

L 4.
Gaumenbögen und Gaumenmandel.

Patient sitzt auf einem Stuhl ohne Lehne mit geöffnetem Munde, den Kopf leicht nach vorn geneigt.

Arzt steht neben dem Patienten, das Gesicht diesem zugewandt.

A: seine vor dem Patienten befindliche Hand geht wieder in dessen Mund mit der Spitze des Zeigefingers auf den vorderen Gaumenbogen und umkreist die Gaumenmandel mehrmals, über den oberen Rand derselben auf den hinteren Gaumenbogen, diesen abwärts und unterhalb der Mandel auf die Plica triangularis übergehend.

T: (nicht gezeichnet) seine hintere Hand drückt mit den Fingerspitzen gegen den Unterkiefer in der Regio masseterica, oder hält bei Ausweichbewegungen des Behandelten dessen Kopf.

Getroffene Gebilde:

M. buccinator,
M. buccopharyngeus,
M. glossopalatinus,
M. styloglossus,
M. glossopharyngeus,
M. stylopharyngeus,
M. levator veli palatini,
M. tensor veli palatini,
M. pharyngopalatinus,
M. salpingopharyngeus,
M. pterygoideus internus,
Tonsilla palatina.

Wirkung. Entspannung und Abschwellung der Gaumen- und Rachenmuskulatur, Abschwellung der Mandel.

Anzeige. Chronische Entzündungszustände der Mandeln, Schluckbeschwerden, Gaumensegel- und Schlucklähmungen.

L 5.
Seitenstrang (Plica salpingopharyngea).

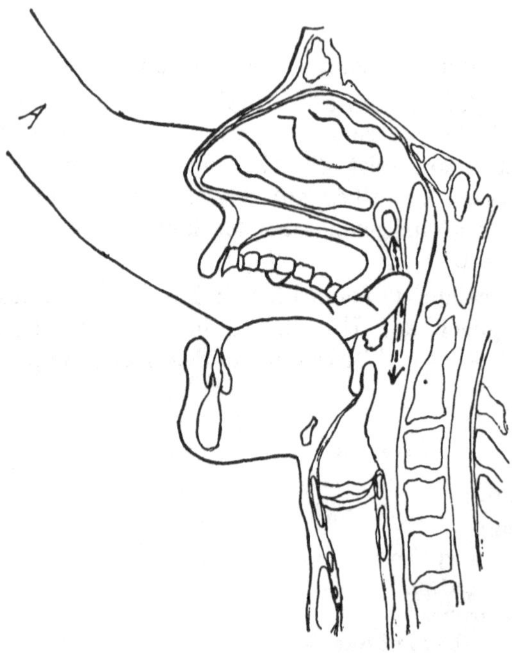

Fig. 12.

L 5.
Seitenstrang (Plica salpingopharyngea).

Patient sitzt auf einem Stuhl ohne Lehne mit geöffnetem Munde, den Kopf leicht nach vorn geneigt.

Arzt steht neben dem Patienten, das Gesicht diesem zugewandt:

A: seine vor dem Patienten befindliche Hand ist in dessen Mund, geht mit dem Zeigefinger auf den hinteren Gaumenbogen und streicht auf diesem nach oben, auf die Plica salpingopharyngea übergehend, und möglichst weit nach abwärts hin und her, zugleich nach außen gegen die Fossa retromandibularis, und die Querfortsätze der Wirbelsäule drückend;

T: (nicht gezeichnet) seine hintere Hand drückt mit den Fingerspitzen in die Fossa retromandibularis der innen liegenden Fingerspitze entgegen, oder hält bei Abwehrbewegungen des Behandelten dessen Kopf.

Getroffene Gebilde:

M. pharyngopalatinus,
M. salpingopharyngeus,
M. pterygopharyngeus, M. buccopharyngeus, M. mylopharyngeus, M. glossopharyngeus } M. constrictor pharyngis superior,
M. styloglossus,
M. stylopharyngeus,
M. stylohyoideus,
M. digastricus (venter posterior),
M. chondropharyngeus, M. ceratopharyngeus } M. constrictor pharyngis medius,
M. longus capitis et colli,
Art. atlantoepistrophica,
Glandula parotis.

Wirkung. Abschwellung und Abstumpfung der Schmerzempfindlichkeit des hinteren Gaumenbogens.

Anzeige. Chronischer Rachenkatarrh, „Seitenstranghypertrophie", Gaumensegel- und Schlucklähmungen.

L 6.
Tubenwulst.

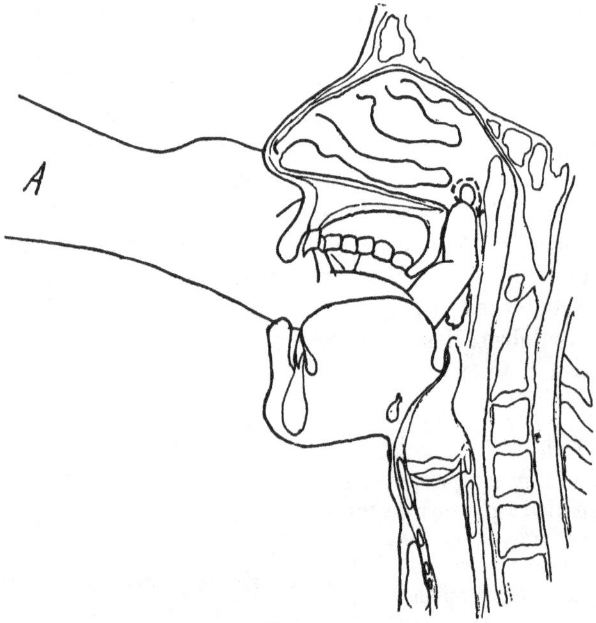

Fig. 13.

L 6.
Tubenwulst.

Patient sitzt auf einem Stuhl ohne Lehne mit geöffnetem Munde, den Kopf leicht nach vorn geneigt.

Arzt steht neben dem Patienten, das Gesicht diesem zugewandt:

A: seine vor dem Patienten befindliche Hand ist in dessen Mund, mit dem Zeigefinger im Nasenrachenraum und geht mit der Spitze des Fingers von der Plica salpingopharyngea zum Tubenwulst, diesen umkreisend;

T: (nicht gezeichnet) seine hintere Hand drückt mit den Fingerspitzen in die Fossa retromandibularis der innen liegenden Fingerspitze entgegen, oder hält bei Ausweichbewegungen des Behandelten dessen Kopf.

Getroffene Gebilde:

M. salpingopharyngeus,
M. pterygopharyngeus (e M. constr. pharyng. sup.),
M. levator veli palatini,
M. tensor veli palatini,
M. pharyngopalatinus,
Tuba auditiva (Eustachii),
M. pterygoideus internus,
M. pterygoideus externus.

Wirkung. Abschwellung, Lockerung und Lösung der Ohrtrompete und des Nasenrachenrings.

Anzeige. Chronischer Katarrh des Nasenrachenraums und der Ohrtrompete, Tubenverschluß, Stockschnupfen, Autophonie.

L 7.

Levatorwulst (Plica salpingopalatina).

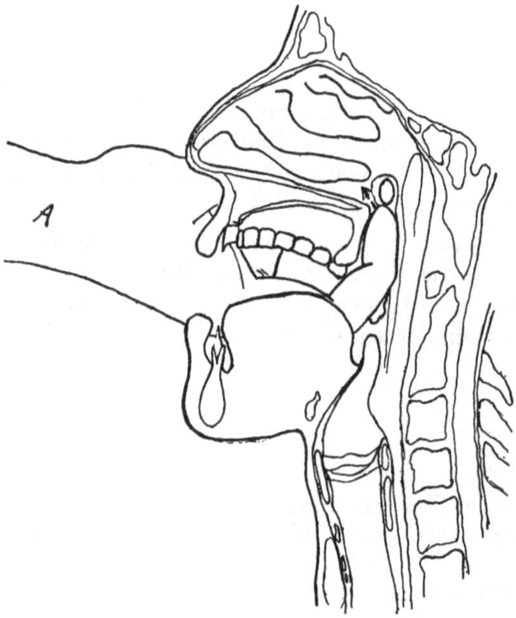

Fig. 14.

L 7.
Levatorwulst (Plica salpingopalatina).

Patient sitzt auf einem Stuhl ohne Lehne mit geöffnetem Munde, den Kopf leicht nach vorn geneigt.

Arzt steht neben dem Patienten, das Gesicht diesem zugewandt:

A: seine vor dem Patienten befindliche Hand ist in dessen Mund, mit dem Zeigefinger im Nasenrachenraum, geht mit der Spitze des Fingers vom Tubenwulst zur Plica salpingopalatina und streicht zwischen dem Ende der Tuba auditiva (Eustachii) und dem Gaumensegel hin und her;

T: (nicht gezeichnet) seine hintere Hand hält den Kopf des Patienten.

Getroffene Gebilde:

M. levator veli palatini,
M. pterygopharyngeus (e M. constr. phar. sup.),
M. tensor veli palatini,
M. pharyngopalatinus,
Tuba auditiva (Eustachii).

Wirkung. Entspannung und Abschwellung des Nasenrachenrings. Erweiterung der Choanen, Beseitigung von venöser und lymphatischer Stauung in der inneren und äußeren Nase.

Anzeige. Chronischer Katarrh des Nasenrachenraums, Tubenkatarrh und -verschluß, Stockschnupfen, Autophonie, Nasenschwellung und -röte, Furunkulose und andere chronische Entzündungen des Naseneingangs.

L 8.

Nasenmuscheln.

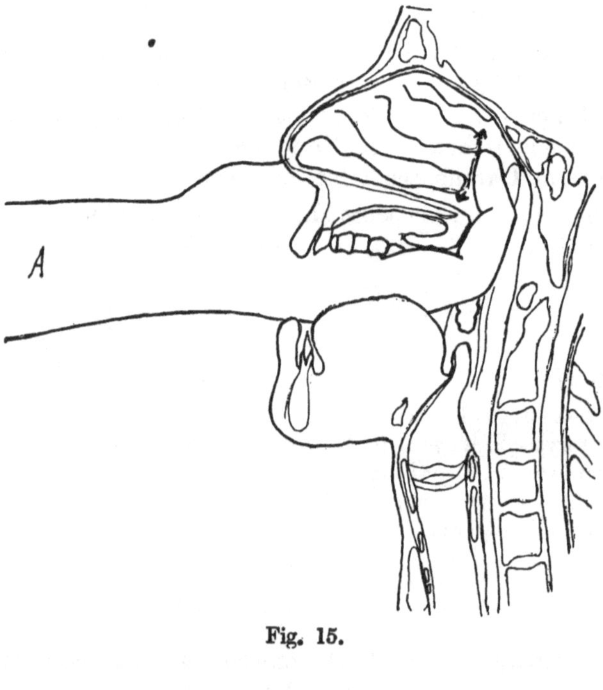

Fig. 15.

L 8.
Nasenmuscheln.

Patient sitzt auf einem Stuhl ohne Lehne mit geöffnetem Munde, den Kopf leicht nach vorn geneigt.

Arzt steht zur Seite des Patienten, das Gesicht diesem zugewandt:

A: seine vor dem Patienten befindliche Hand ist in dessen Mund, mit dem Zeigefinger im Nasenrachenraum, geht mit der Spitze des Fingers von der Plica salpingopalatina zur unteren Nasenmuschel und streicht über die hinteren Enden der Nasenmuscheln hin und her;

T: (nicht gezeichnet) seine hintere Hand hält den Kopf des Patienten.

Getroffene Gebilde:

Concha nasalis inferior, media, superior,
M. pterygoideus externus.

Wirkung. Abschwellung der Nasenmuscheln und der äußeren Nase, Beseitigung von venöser und lymphatischer Stauung in der inneren und äußeren Nase.

Anzeige. Chronischer Schnupfen, besonders Stockschnupfen, Niesanfälle, nervöser Schnupfen, Heuschnupfen, Nasenschwellung und -röte, Furunkulose und andere chronische Entzündungen des Naseneingangs.

L 9.

Rachen: Seitenwand.

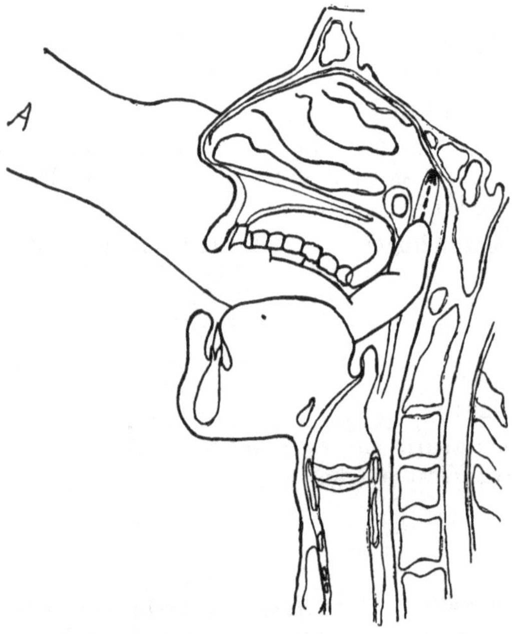

Fig. 16.

L 9.
Rachen: Seitenwand.

Patient sitzt auf einem Stuhl ohne Lehne mit geöffnetem Munde, den Kopf leicht nach vorn geneigt.

Arzt steht neben dem Patienten, das Gesicht diesem zugewandt:

A: seine vor dem Patienten befindliche Hand ist in dessen Mund, mit dem Zeigefinger im Nasenrachenraum, geht mit der Spitze desselben von den Nasenmuscheln über den Tubenwulst weg in den Recessus pharyngeus (Rosenmüllersche Grube) möglichst hoch und nach außen gegen Schädelbasis, Massa lateralis und Querfortsatz des Atlas und Gelenkfortsatz des Unterkiefers drückend;

T: (nicht gezeichnet) seine hintere Hand hält den Kopf des Patienten.

Getroffene Gebilde:

M. levator veli palatini,
M. tensor veli palatini,
M. pterygopharyngeus (e M. constr. pharyng. sup.),
Tuba auditiva (Eustachii),
M. pterygoideus externus,
M. stylopharyngeus,
M. styloglossus,
M. stylohyoideus,
M. digastricus (venter superior),
Tonsilla pharyngea,
M. longus colli et capitis,
M. rectus capitis anterior,
M. rectus capitis lateralis,
Glandula parotis,
Art. atlantooccipitalis,
Art. mandibularis.

Wirkung. Abschwellung der seitlichen Rachenwand, Entspannung des Nasenrachenrings, Beseitigung von venöser und lymphatischer Stauung in der inneren und äußeren Nase.

Anzeige. Starre und chronischer Katarrh der Ohrtrompete, Autophonie, chronischer Kopfschmerz.

L 10.
Rachen: Dach und Rückwand.

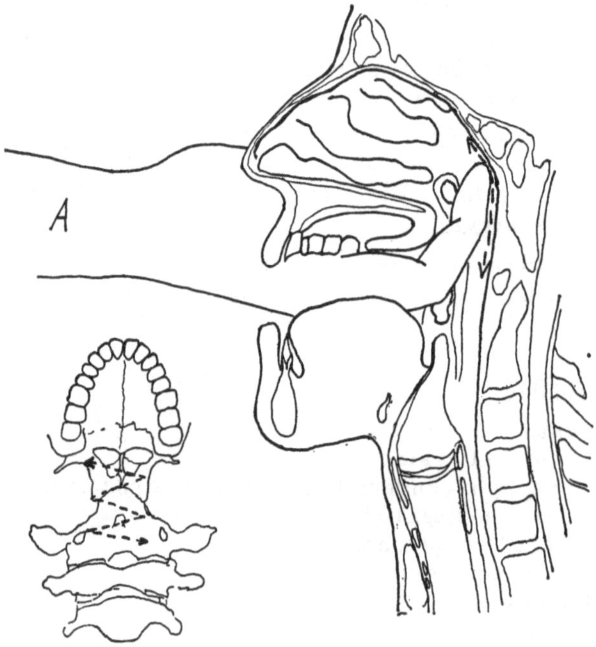

Fig. 17. Fig. 18.

L 10.
Rachen: Dach und Rückwand.

Patient sitzt auf einem Stuhl ohne Lehne mit geöffnetem Munde, den Kopf leicht nach vorn geneigt.

Arzt steht neben dem Patienten, das Gesicht diesem zugewandt:

A: seine vor dem Patienten befindliche Hand ist in dessen Mund, mit dem Zeigefinger im Nasenrachenraum, geht mit der Spitze desselben aus dem Recessus pharyngeus (Rosenmüllerscher Grube) in die Mitte des Daches des Nasenrachenraumes, streicht auf diesen in querer Richtung hin und her und auf der hinteren Rachenwand zickzackförmig abwärts;

T: (nicht gezeichnet) seine hintere Hand hält den Kopf des Patienten.

Getroffene Gebilde:

Tonsilla pharyngea,
Mm. longi capitis et colli,
Mm. recti capitis anteriores,
Mm. recti capitis laterales,
Mm. constrictores pharyngis.

Wirkung. Abschwellung und Abstumpfung der Schmerzempfindlichkeit des Nasenrachenraums, Abstumpfung der allgemeinen nervösen Reizbarkeit.

Anzeige. Chronische Entzündung der Rachenmandel, chronischer Nasenrachenkatarrh.

L 11.
Nasenscheidewand.

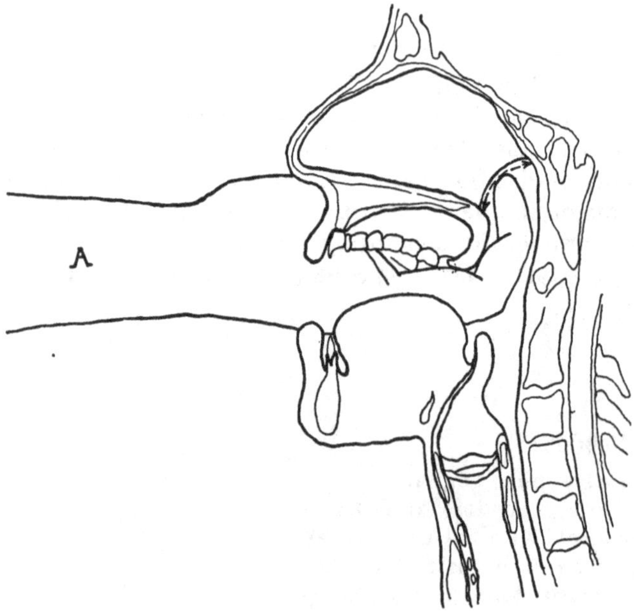

Fig. 19.

L 11.
Nasenscheidewand.

Patient sitzt auf einem Stuhl ohne Lehne mit geöffnetem Munde, den Kopf leicht nach vorn geneigt.

Arzt steht neben dem Patienten, das Gesicht diesem zugewandt:

A: seine vor dem Patienten befindliche Hand ist in dessen Mund, mit dem Zeigefinger im Nasenrachenraum, geht mit der Spitze desselben von der hinteren Rachenwand nach vorn zur Nasenscheidewand und streicht auf deren hinterem Rande von oben nach unten in querer Richtung hin und her;

T: (nicht gezeichnet) seine hintere Hand hält den Kopf des Patienten.

Getroffene Gebilde:

Septum nasi,
Mm. levatores veli palatini } Insertionen.
Mm. tensores veli palatini } Insertionen.
Mm. uvulae } Insertionen.

Wirkung. Abschwellung und Abstumpfung der Reizbarkeit der Nasenschleimhäute.

Anzeige. Chronischer Schnupfen, nervöser Schnupfen, Heuschnupfen.

L 12.

Gaumensegel.

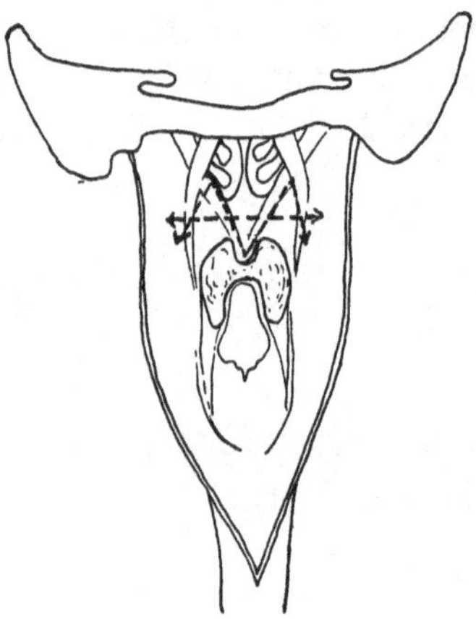

Fig. 20.

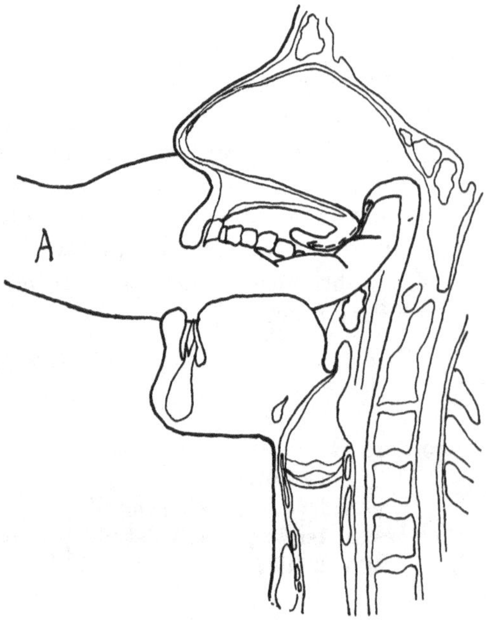

Fig. 21.

L 12.
Gaumensegel.

Patient sitzt auf einem Stuhl ohne Lehne mit geöffnetem Munde, den Kopf leicht nach vorn geneigt.

Arzt steht neben dem Patienten, das Gesicht diesem zugewandt:

A: seine vor dem Patienten befindliche Hand ist in dessen Mund, mit dem Zeigefinger im Nasenrachenraum, geht mit der Spitze des Fingers von der Nasenscheidewand zum Gaumensegel, bestreicht dessen Ansatz am harten Gaumen nach beiden Seiten, drückt dann das Gaumensegel von unten gegen den harten Gaumen und knetet es zwischen Finger und hartem Gaumen;

T: (nicht gezeichnet) seine hintere Hand hält den Kopf des Patienten.

Getroffene Gebilde:

Mm. levatores veli palatini,
Mm. tensores veli palatini,
Mm. salpingopharyngei,
Mm. pterygopharyngei,
Mm. pharyngopalatini,
Tubae auditivae (Eustachii),
M. uvulae.

Wirkung. Entspannung des Gaumensegels, Belebung der Gaumenmuskeln, Abschwellung und Beseitigung von venöser und lymphatischer Stauung der inneren und äußeren Nase.

Anzeige. Chronischer Schnupfen, besonders Stockschnupfen, Lähmung des Gaumensegels, Nasenschwellung und -röte, Furunkulose und andere chronische Entzündungen des Naseneingangs.

Namen- und Sachregister.

(Sperrdruck bezeichnet die Namen der angeführten Autoren, bei den Seitenzahlen bezeichnet *Schrägdruck* die in der Technik gesperrt gedruckten Gebilde, deren Massage der Zweck des Griffes ist, **Fettdruck** bezeichnet die Abschnitte der Grundlagen und die Griffe der Technik.)

Jahrbuch für Röntgenologen. Unter redaktioneller Leitung von O. RIGLER-HUFELAND, Darmstadt.

Erster Jahrgang. Groß-Oktav. V, 220 Seiten. 1930. RM. 12.—, geb. 13.50
Zweiter Jahrgang. Groß-Oktav. V, 274 Seiten. 1931. RM. 19.—, geb. 20.—

„Eine neue, gute Idee; eine kritisch gesichtete Übersicht über die periodische Literatur unter besonderer Berücksichtigung dessen, was der röntgenologisch tätige Arzt direkt in seiner täglichen Praxis verwenden kann." Zeitschrift für Röntgenologen.

Leitfaden der Kinderheilkunde für Studierende und Ärzte. Von Dr. WALTER BIRK, o. ö. Professor der Kinderheilkunde an der Universität Tübingen.

Erster Teil: **Säuglingskrankheiten.** Siebente, umgearbeitete Auflage. Mit 29 Abbildungen im Text. Groß-Oktav. XII, 314 Seiten. 1930. RM. 12.—, geb. 13.50

Zweiter Teil: **Kinderkrankheiten.** Dritte, verbesserte Auflage. Mit 17 Abbildungen im Text und auf 6 Tafeln. Groß-Oktav. XIII, 384 Seiten. 1928. RM. 12.—, geb. 13.50

„. . . Der Studierende und noch mehr der Praktiker wird im Leitfaden von B. seine Fragen in einfacher und didaktisch nicht zu überbietender Form beantwortet finden." Klinische Wochenschrift.

Die Therapie an den Bonner Universitätskliniken. Bearbeitet von den Leitern der Bonner Universitätskliniken und deren Mitarbeitern. Herausgegeben von Professor Dr. RUDOLF FINKELNBURG in Bonn. Vierte, völlig neubearbeitete Auflage. Groß-Oktav. VIII, 702 Seiten. 1931. RM. 18.50, geb. 20.—

„. . . Man darf das Buch daher als im besten Sinne modern bezeichnen. Der Allgemeinpraktiker wie auch der Student werden sich in dieser Zusammenstellung der in Bonn geübten Behandlungsarten Rat holen können. Aber auch der Facharzt wird sich im Bedarfsfalle schnell in den ihm fremden Gebieten mit Nutzen unterrichten können. So hat das Werk für den lernenden und den erfahrenen Mediziner Wert." Medizinische Klinik.

Diagnostik und Therapie der Ohrenheilkunde. Ein Hilfsbuch für den praktischen Arzt. Von Dr. KONRAD STEIN, Privatdozent an der Universität Wien. Oktav. VIII, 276 Seiten. 1922. RM. 6.—, geb. 8.—

Das flüssig geschriebene, leicht verständliche Buch ist besonders den Studierenden und dem praktischen Arzt zu empfehlen.

Klinisches Wörterbuch. Die Kunstausdrücke der Medizin. Erläutert von Dr. med. OTTO DORNBLÜTH. 17. u. 18., vollkommen umgearbeitete Auflage von Dr. med. EMIL BANNWARTH. Oktav. VIII, 463 Seiten. 1930. Geb. RM. 7.50

(Veits Sammlung wissenschaftlicher Wörterbücher, herausgegeben von Dr. C. W. Schmidt.)

„Eines der brauchbarsten medizinischen Wörterbücher ist der Dornblüth." Reichsmedizinalanzeiger.

Die Behandlung der Haut- und Geschlechtskrankheiten mit kurzer Diagnostik. Von Dr. ERICH HOFFMANN, o. ö. Professor und Direktor der Klinik und Poliklinik für Hautkrankheiten an der Universität Bonn. Mit 26 Abbildungen und mehreren Tabellen. Fünfte, stark vermehrte Auflage. Oktav. VIII, 318 Seiten. 1930. RM. 13.—, geb. 14.50

„. . . Es ist erstaunlich, wieviel hier auf engem Raum an Wissen und Erfahrung gegeben wird . . . Überall merkt man die persönliche Note des Verfassers, sie macht das Buch ganz besonders wertvoll, da neben aller Vollständigkeit stets die auf reiche Erfahrung des Autors gegründete temperamentvolle Kritik sichtbar ist . . . Das Buch ist nicht nur den Studierenden, dem praktischen Arzt, sondern auch dem erfahrenen Dermatologen als Nachschlagebuch zu empfehlen." Therapie der Gegenwart.

Diagnose und Behandlung der Gonorrhöe beim Manne und bei der Frau. Von Dr. JULES JANET in Paris. Übersetzt und bearbeitet von Professor PAUL ASCH, Spezialarzt für Harn- und Geschlechtskrankheiten in Straßburg i. Els. Groß-Oktav. XV, 332 Seiten. Mit 119 Abbildungen. 1931. RM. 16.50, geb. 18.—

„. . . *Ein Lehrbuch, das den Namen Janets, des Meisters der Gonorrhöetherapie, trägt, bedarf keiner besonderen Empfehlung. Jeder, auch der Fachkollege, der in manchen Fragen andere Ansichten wie der Verfasser vertritt, wird mit größtem Interesse den Ausführungen des hervorragenden französischen Arztes über die Gonorrhöefrage folgen." Dermatolog. Wochenschrift.*

Die moderne Therapie der Gonorrhöe beim Manne. Ein Leitfaden für Studierende und Ärzte. Von Professor Dr. PAUL ASCH in Straßburg i. Els. Dritte, umgearbeitete Auflage. Mit 26 Abbildungen im Text und einer Tafel. 91 Seiten. Groß-Oktav. 1930. RM. 3.75, geb. 4.75

„Das Buch bringt im knappen Rahmen von zwölf kurzen Vorlesungen erstaunlich viel, namentlich auch für den Praktiker dankenswerte genaueste technische Angaben. Gerade diese selten sorgfältige Wiedergabe der Technizismen wird dem kleinen Leitfaden unter den Praktikern Eingang verschaffen." Münchener Mediz. Wochenschrift.

Zeitschrift für Sexualwissenschaft und Sexualpolitik. Mitteilungsblatt der Internat. Gesellschaft für Sexualforschung. Unter ständiger Mitarbeit von zahlr. Fachgelehrten hrsg. von Dr. MAX MARCUSE. Band XVIII. Jahrg. 1931/32 (8 Hefte). Viertelj. RM. 6.—

Abhandlungen aus dem Gebiete der Sexualforschung. Hrsgb. im Auftrage der Internat. Gesellschaft für Sexualforschung. Redig. von Dr. MAX MARCUSE, Berlin.

Die „Abhandlungen aus dem Gebiete der Sexualforschung" dienen den gleichen Zwecken wie die Zeitschrift für Sexualwissenschaft: in ihnen werden Arbeiten veröffentlicht, die für die Aufnahme in der Zeitschrift für Sexualwissenschaft zu umfangreich sind. Die „Abhandlungen" erscheinen in einzelnen Heften, deren Umfang zwischen zwei und fünf Bogen schwankt. Die Mitglieder der Gesellschaft für Sexualforschung, die Abonnenten der Zeitschrift für Sexualwissenschaft sowie die Subskribenten eines Jahrganges (April bis März) erhalten die Einzelhefte der „Abhandlungen" zu einem um 25% ermäßigten Vorzugspreis.

Handwörterbuch der Sexualwissenschaft. Enzyklopädie der natur- und kulturwissenschaftlichen Sexualkunde des Menschen. Unter Mitarbeit erster Fachgenossen herausgegeben von Dr. MAX MARCUSE. 2., stark vermehrte Auflage. Mit 140 Abbildungen. Quart. XII, 822 Seiten. 1926. RM. 42.—, geb. 45.—

„. . . *Die gesamte natur- und kulturwissenschaftliche Sexualkunde wird in einzelnen, teils vorzüglichen Aufsätzen in Arbeitsgemeinschaft mit unseren größten deutschen Forschern dargestellt. Die Enzyklopädie ist für jeden auch nichtmedizinischen Forscher auf diesem Gebiete unentbehrlich und orientiert rasch und gründlich über das gegenwärtige Wissen in allen Sexualfragen." Münchener Medizinische Wochenschrift.*

Die Ehe. Ihre Physiologie, Psychologie, Hygiene und Eugenik. Ein biologisches Ehebuch. Unter Mitarbeit zahlreicher Fachgelehrter, herausgegeben von Dr. MAX MARCUSE. Lexikon-Oktav. 621 Seiten. 1927. RM. 18.—, geb. 20.—

„Es gibt in der Fülle der Literatur kein Werk, welches so umfassend und so sachlich zugleich auf alle Fragen eine Antwort gibt, die in diesem großen Gebiet an den Arzt der Praxis täglich herantreten." Zentralblatt für Gynäkologie.

Arzt und Eherecht. Die ärztlich wichtigen Rechtsbeziehungen der Ehe in der Rechtsprechung. Von Dr. med. JULIUS HELLER, a. o. Professor an der Universität Berlin. Groß-Oktav. 140 Seiten. 1927. RM. 5.—

„Der Verfasser stellt seinem Buche eine doppelte Aufgabe: es soll dem Arzte ein Führer sein bei der Beratung der Ehegatten, dem Juristen eine Materialsammlung für die Stellung der medizinischen Wissenschaft zu Eherechtsfragen. Beide Zwecke sind mit bestem Erfolg erreicht." Deutsche Medizinische Wochenschrift.

Sonderprospekte stehen kostenlos zur Verfügung

VERLAG WALTER DE GRUYTER & CO., BERLIN W 10, GENTHINER STRASSE 38
UND
A. MARCUS & E. WEBER'S VERLAG, BERLIN W 10, GENTHINER STRASSE 38

FSC
www.fsc.org
MIX
Papier | Fördert gute Waldnutzung
FSC® C083411

Zeitfracht Medien GmbH
Ferdinand-Jühlke-Straße 7
99095 Erfurt, Deutschland
produktsicherheit@kolibri360.de